この症状はどんな病気?

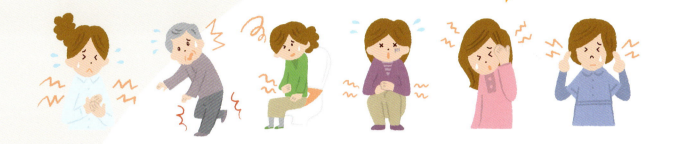

歯科医師 なら知っておきたい

81のからだの症状

- 全身の症状
- 皮膚の症状
- 頭と顔の症状
- 胸の症状
- お腹と尿の症状
- 手足の症状

東京医科歯科大学 名誉教授
大野 喜久郎 著

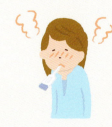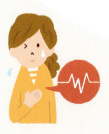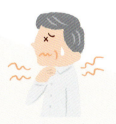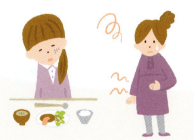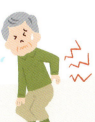

クインテッセンス出版株式会社 2017
QUINTESSENCE PUBLISHING

Berlin, Barcelona, Chicago, Istanbul, London, Milan, Moscow, New Delhi, Paris, Prague, São Paulo, Seoul, Singapore, Tokyo, Warsaw

クインテッセンス出版の書籍・雑誌は、歯学書専用
通販サイト『歯学書.COM』にてご購入いただけます。

PC からのアクセスは…

歯学書　検索

携帯電話からのアクセスは…
QR コードからモバイルサイトへ

本書をお読みいただく前に

　本書を著した理由は，読者のみなさんがふだんと違って体のどこかに異状を感じたとき，それがどのようなものなのか，たいしたことがないのか重大なことなのか，またその症状でつらいとき，どこの科を受診したら良いのかなど，すぐに答えが出ないことが多いのではないかと思ったからです．

　今の日本では，自分でともかく判断して近所の開業医を受診するか，大きな病院のどこかの科を受診するしかありません．一方，医療の世界では専門医志向が強く，病院の医師はもちろん，開業している医師でも専門を持っているのが実情です．開業医にも内科，小児科，外科，整形外科，皮膚科，泌尿器科，眼科，耳鼻咽喉科などといった具合にたくさんあり，病院も臓器別になっていてどこかの科を選んでも「ここではありません」と言われてとまどうことも珍しくはないのです．

　一昔前までは大学病院でも内科，外科と大まかに分かれていて，そこを受診すればすべての疾患の専門家がいて，どんな疾患でも診てもらえたのですが，最近では臓器別に分かれてしまい，適当な科を自分で選ばなければならなくなってしまいました．身内に医師がいれば，より正確な判断ができると思いますが，多くの人はそうはいきません．

　外傷で打撲した場合などは，脳神経外科や整形外科で良いでしょうけれども，「めまいがする」「目が見にくい」あるいは「足が動きにくい」などの場合には，多くの科にかかわるいろいろな疾患があるので，適当な医師を選ぶことは簡単ではないのです．

　私の専門の脳の疾患で通院している患者さんでも，突然「胸が痛い」と言うこともあり，どこの科を受診すれば良いのか医師でさえ苦慮することもあります．いちばん緊急性のある疾患でいうと心臓，肺，大動脈にそれぞれいくつかの疾患があり，その場合，大きな病院では循環器内科，呼吸器内科，血管外科が担当していて，どの科を受診するのが良いか的確に判断しなければならないからなのです．これがなかなか容易ではありません．

　われわれ医師にとってもそうですから，患者さんにとってはどんな疾患かの判断はもちろん無理な話です．通常は，患者さんはこれらいくつかの疾患の可能性があるということまで知っていれば十分で，ここから先は医師に任せておけばよいと思います．

　ただ，医師の場合でもいくつかの疾患のうち2，3に絞ることはできるのですが，最終的には検査が必要です．このような場合はちゃんと診てくれている主治医がいるかどうかが問題です．かかりつけの医師がいない場合には，自分で選ばなければなりません．そのようなときに，多少なりとも本書が役に立つことがあると信じています．また，かかりつけの医師がいても症状を的確に説明することが大切なことであり，そ

の場合にも本書は役に立つでしょう.

　本書では，あまり細かいことは言わないことにしました．一応可能性のあるものは羅列してはありますが，めったにないような疾患ばかりを並べ立てることは止めにしました．みなさんを必要以上に不安にさせたくなかったからです．まれな疾患については専門家ならばきちんと診断してくれると思いますので，その専門家に辿り着けるような道筋をご紹介したつもりです.

　また，生まれたばかりの赤ちゃんから幼児，学童まで，子どもの症状については子どもが症状を詳細に訴えることができないことから，小児科の対象疾患はあまり取り上げていません．小児の場合には，保護者が異状を見つけてやり，小児科を受診させるようにしてくださるようにお願いします.

　私は，脳神経外科学の分野で42年間，教育，研究，診療，手術に日夜時間を費やして働いてきましたが，その対象範囲は限られたものであったと思います．もっと広く人類の福祉に貢献できることを願って，これまでできなかったことをしたいと思い本書を著しました．「家庭の医学」と銘打った辞典のような分厚い本はいくつかありますが，やさしくわかりやすい本はあまりないように思います．みなさんの日常経験する，体の異状に関する疑問に少しでもお答えして，お役に立つことができればこれほどうれしいことはありません.

　近年，歯周病などの歯科疾患と関連する全身の疾患やある種の薬剤服用患者の抜歯など，歯科治療と医療における関連を理解することの重要性が指摘されています．このような観点から，医歯両学部がある大学では，学生の頃から関連する分野の教育を一緒に行っているところもあります．そこで，医師および歯科医師とも関連する疾患を知識として知っておくことは重要と考え，歯科の先生方に役に立つと考えられる事項についての説明を付記させていただきました.

　最後に，本書の原稿について貴重なアドバイスをいただいた友人の織田文子様に感謝いたします．また，本書の出版にあたり，篠岡歯科医院 院長 篠岡美長博士に多大なご支援をいただきました．篠岡先生とクインテッセンス出版 北峯康充社長に感謝いたします．歯科関係の項目作成に当たっては，大野立人先生および大野慎也博士にアドバイスをいただき大変役に立ちました.

　2016年 晩秋

大野 喜久郎

本書の使い方

　本書は体に不調が現れたとき，「その症状を呈する疾患にはどのようなものがあり」「どこの診療科を受診すればよいのか」を具体的に，かつやさしくわかりやすくご案内しています．

◆症状が少ないときには，いろいろな疾患が考えられるので，とりあえず考えられる多くの疾患を羅列しました．

　症状がほかにもあれば，それに合致しない疾患を除いていきます．少しずつ原因となる疾患が絞られてくることになります．ただ，「この作業により出てきた最終結果が100％正しいわけではない」ことをご理解ください．

　たとえば，くも膜下出血は突然の激しい頭痛が特徴的な症状ですが，頭痛のないくも膜下出血もまれにあることがわかっています．したがって，ここに書かれていることは，おおよその目安として考えていただきたいと思います．別の言葉で言うならば，「その疾患の疑いがある」ということです．大多数の方には当てはまると思います．

◆ここにはきわめてまれな疾患も一応記載していますが，実際にはまれな疾患の場合はほとんどないのです．

◆まれな疾患については字体をそのままにしてあります．

◆まれではない疾患については，字体を変えて太字にしてあります．

◆原因と考えられる候補の疾患名は●原因疾患で示し，受診したほうが良い科については●受診科で示してあります．

◆各症状の項の最後に「歯科治療での注意点」について記しました（特に関連のない場合は省いたものがあります）．

　最後に，繰り返しになりますが，原因疾患については上述したように「おおよその目安」であり，「その可能性が高い」というほどの意味と理解していただきたいのです．症状のみから，すべてにわたり確定的な診断をつけることは，神様でもなければ無理なことです．その点を理解して，お読みいただければ幸いです．

CONTENTS

- 本書をお読みいただく前に
- 本書の使い方
- Introduction

全身の症状 (1～12)

❶	脈がとぶ	16
❷	発　熱	18
❸	体がだるい	20
❹	食欲がない	22
❺	ひどくやせた	24
❻	ひどく太った	26
❼	汗の出方がおかしい	28
❽	のどがひどく渇く	30
❾	よく眠れない	32
❿	食物による気分不良	34
⓫	関節が痛い	36
⓬	しゃっくりがよく出る	38

皮膚の症状 (13～20)

⓭	蕁麻疹(じんましん)	40
⓮	皮膚に赤い発疹が出た	42
⓯	皮膚が青黒くなった	45
⓰	体がかゆい	46
⓱	足にブツブツができてかゆい	48
⓲	皮膚に水疱ができて痛い	50
⓳	軟らかいこぶが大きくなった	52
⓴	ほくろが大きくなった	54

3 頭と顔の症状 (21〜44)

㉑	意識を失って倒れる	**57**
㉒	意識が短時間途絶える（しかし倒れない）	**60**
㉓	おかしなことを言う	**62**
㉔	忘れっぽい	**64**
㉕	ろれつが回らない	**66**
㉖	頭が痛い	**68**
㉗	顔つきが変わったと言われる	**71**
㉘	顔色が悪い	**74**
㉙	顔が黄色くなった	**76**
㉚	顔が痛い	**78**
㉛	顔がピクピクする	**80**
㉜	顔が曲がった	**82**
㉝	目がかすむ	**84**
㉞	目が見にくい	**86**
㉟	ものが二重に見える（複視）	**88**
㊱	まぶたが垂れて目が開かない	**90**
㊲	目が痛い	**92**
㊳	目がまっ赤になった	**94**
㊴	味がおかしい	**96**
㊵	めまいがする	**98**
㊶	耳鳴りがする	**100**
㊷	首が痛い	**102**
㊸	肩がこる	**104**
㊹	口の粘膜に痛いものができた	**106**

CONTENTS

胸の症状 (45~52)

㊺	動悸がする	110
㊻	息切れがする	112
㊼	胸が痛い	114
㊽	胸やけがする	116
㊾	飲み込みにくい	118
㊿	咳と痰が出る	120
㉛	咳が出て息がゼーゼーする	122
㉜	出産後でもないのにお乳が出る	124

お腹と尿の症状 (53~63)

㉝	お腹が痛い	128
㉞	下　痢	132
㉟	便　秘	134
㊱	お腹が張る	136
㊲	吐き気があって吐く	138
㊳	便が赤黒い	140
㊴	尿が赤い	142
㊵	尿が出にくい	144
㊶	排尿時に痛みがある	145
㊷	トイレが近い	146
㊸	生理が不規則になり止まった	148

6 手足の症状 (64~81)

(64)	手に力が入らない	152
(65)	手足がしびれる	154
(66)	手が震えて字が書けない	156
(67)	手を上に挙げていると腕がだるくなる	158
(68)	手や指がやせてきた	160
(69)	指が腫れて痛い	162
(70)	手足の関節付近に腫れ物がある	164
(71)	手足の指先がふくらんだ	166
(72)	手足の麻痺がある	168
(73)	まっすぐ歩けない	171
(74)	歩き始めの一歩が出ない	174
(75)	足がつっかかる	176
(76)	長く歩くと足がだるくて動かない	178
(77)	足がつる	180
(78)	足がむくむ	182
(79)	足の一部がふくれてきた	184
(80)	腰が痛い	186
(81)	膝が痛い	188

・	疾患名索引	191

Introduction

　まず，本文の前に，「**I. 命にも直結する重大な疾患**」，および「**II. ありふれているがちょっと気に留めておいていただきたい疾患**」について書いておきたいと思います．後で記載してある症状と疾患の説明で重なっているものもありますが，特に強調しておきたい症状と疾患について述べたいと思います．

I. これは危ない！
　今すぐ病院に行ってください
－命にも直結する重大な疾患－

---

(1) 突然，原因なく激しい頭痛が起こったら
→「くも膜下出血」

　その痛みの特徴は，雷に打たれたかハンマーで殴られたようで，経験したことのない痛みです．意識を失うことがあります．手足の麻痺はないことが多いです．緊急事態なので，救急車で脳神経外科のある病院へ行ってください．前兆はほとんどないため，日ごろから脳ドックなどを受けて，脳動脈瘤がないかチェックしておく方法があります．

(2) 突然激しい頭痛が起こり，片方の首の後ろが特に痛いとき
→「椎骨動脈解離」

　この疾患は，(1)で述べた脳動脈瘤の破裂によるくも膜下出血の好発年齢より若い40〜50歳代に多いのが特徴です．2本ある椎骨動脈という首の後ろを走る動脈の1本の壁が剥がれて，くも膜下出血か血管閉塞を起こします．そして，その側の剥がれた動脈の激しい痛みが生じます．痛いほうの首の動脈に原因があります．くも膜下出血を起こした場合，その日のうちに再出血しやすい命にかかわる疾患です．前兆はありません．

(3) ある日，片側のまぶたが下がり，ものが二重に見えるようになったら
→「脳動脈瘤の増大（破裂寸前の状態）」

　破裂の警告症状です．他の症状として，まぶたの下がった側の目の奥が痛くなります．一刻を争う状態なので，すぐに脳神経外科のある病院を受診してください．

(4) 普段から脈が不整(心房細動)で，突然半身が麻痺したり，片目が見えなくなったり，言葉がしゃべれなくなったら
→「脳塞栓」
心房細動は高齢者にかなりの頻度で見られる疾患です．抗凝固薬の服用の有無にかかわらず，このような症状が出たらすぐ大きな病院を受診してください．特効薬の使える時間は限られていて，実際の勝負は3時間です．

(5) 突然，胸が痛くなり，背中から肩にかけて痛みがあって治らなかったら
→「心筋梗塞」
ほかに気胸や大動脈解離が疑われるので,救急病院を受診してください.

(6) 突然，激しく胸が痛くなり，半身のしびれと麻痺が生じたら
→「胸部大動脈解離」
胸部大動脈の壁が剥離して，脊髄への動脈が閉塞して麻痺を起こしたことが推測されるので，救急病院を受診してください．出血した場合は，大量出血となり，血圧が下がり意識障害が起こります．さらに，より緊急性が高くなります．

(7) 突然，激しい胸痛が起こり，呼吸困難となり，意識がなくなったら
→「肺梗塞」
飛行機の中で長時間座席に座っていて立ち上がったときに起こったような場合は，肺梗塞(エコノミークラス症候群)が疑われます．緊急性が高いものです．

(8) 寿司屋で魚介類(貝なども含む)を食べたところ，なんだか気分が悪くなり，皮膚に蕁麻疹が出てきたら
→「アナフィラキシーショック」
個人差があり，蕁麻疹だけですむ場合もありますが，最も重症なアナフィラキシーショックになることがあるので，注意が必要です．すぐ，治療を受けることです．

(9) 薬剤を服用し始めて，3日後皮膚に赤い発疹が出てきて，高熱が出た．そのまま服用していて，全身がまっ赤になってきたら
→「スティーブンス・ジョンソン症候群」
薬剤で起こる最も重症なかたちの副作用です．まっ赤になった後，水ぶくれができ，これが破れると脱水症状が起こったり，皮膚の感染症が起こり，命にかかわることがあります．

(10) 疲労感，倦怠感，食欲不振，発熱に続き，白目と顔が黄色くなってきたら
　　　→「急性肝炎」

　A型，B型，C型肝炎が多いのですが，劇症型になることもあり，病院での治療が必要です．A型は食べ物から感染し，比較的良好な経過をたどります．

(11) お腹が，息ができないくらい猛烈に痛くなってどうにもならないようなら
　　　→「急性腹症」

　急性腹症とは，急激な腹痛をともない緊急に開腹せざるをえない疾患で，検査の時間的余裕がない場合をいいますが，さまざまな疾患や状況が考えられます．しかし，急性腹症のなかでも通常の痛みと異なる激痛があり，疝痛といわれるものがあります．腸管がよじれて血液が流れなくなったときや，腸管に血液を供給する動脈が詰まったときに起こります．産婦人科における卵巣嚢腫茎捻転なども同じ機序によります．ともかく救急病院を緊急受診してください．

(12) 中年以降のアルコール多飲の男性か胆石のある女性で，突然，腹痛，背部痛，発熱，悪心・嘔吐がみられたら
　　　→「急性膵炎」

　10〜20%は重症膵炎になる可能性があるので，きちんと診断をつけて対処する必要があります．救急病院を受診してください．

(13) 若い女性が突然お腹を痛がり始め，痛みが続き，顔が青ざめてきたら
　　　→「子宮外妊娠」

　妊娠可能な女性で，生理が止まっていた場合には，まず疑うことから始まります．生理が止まっていない場合には，卵巣嚢腫の茎捻転も考えて，すぐに救急病院へ運んでください．

(14) 中年以降の人が突然，頭痛がする，目が痛くて充血して視力が落ちた，吐き気をともない，吐くなどしたら
　　　→「急性緑内障発作」

　目が痛いというより，頭痛を訴えて吐いたりするので頭の疾患と考えがちで，脳神経外科を受診することもあるのですが，目の充血などでわかります．失明の可能性もあり，一刻も早く眼科を受診してください．

Ⅱ. よくある，今注目されている疾患です！ 医療機関を受診してください

－ありふれているが，ちょっと気に留めて
おいていただきたい疾患－

(1) 高齢者が一瞬気を失う程度に頭を打ったが，すぐ元に戻りなんともなくなった．しかし，1か月ぐらい経って足下がおぼつかなくなり歩きにくくなったら

　→「慢性硬膜下血腫』」

　大酒家の男性に起こることが多いのですが，女性でもときに起こります．忘れた頃に症状が出るので検査が必要で，検査のできる病院を受診してください．はじめの症状は歩行に出ます．簡単な手術治療で治ります．かつて検査法のなかった頃は脳梗塞として扱われていたと推測できます．頭重感程度で激しい頭痛はありません．

(2) 脳ドックで，隠れ脳梗塞と言われたら

　→「無症候性脳梗塞」

　心配いりません．特別敏感なフレアー(fluid attenuated IR：FLAIR)撮像法では，小さなラクナ型梗塞といわれる脳の一番末梢の動脈が詰まってできるものが目につきます．40歳代からみられますが，動脈の加齢現象によるものです．大きな梗塞に結びつくことはめったにありません．喫煙，大量のアルコール，高血圧，高脂血症などがリスク要因です．女性に多い傾向があるようです．

(3) 耳の周りあたりにピリピリ，あるいはビリビリする痛みが出て，治らず続いたら

　→「帯状疱疹」

　頭だけでなく胸や背中にこのような症状が出たら，帯状疱疹の可能性があります．しばらく注意深く様子をみてください．発疹が出て水疱になるようなら，まず間違いありません．水疱瘡に罹ったことがある人に起こります．発疹が出たら，できるだけ早く抗ウイルス薬を処方してもらうことが必要です．発疹が出ない場合には，頭痛として鑑別診断をします．痛みがひどいようなら脳神経外科を受診してください．

(4) 両目が飛び出してきて，顔つきが以前と違ってきたら

　→「バセドウ病」

　目が飛び出すまでもなく，目つきが以前と違うようであり，加えて疲

れやすい，動悸がするなどの症状があれば，内分泌代謝内科を受診するとよいです．

(5) 寝ていて頭を動かしたときに，ぐるぐる回るめまいが起きたら
→「良性発作性頭位めまい症」

寝返りの際など頭を急に動かすと起こり，吐き気や，ときに嘔吐があるのが特徴です．繰り返し起こります．ただ，小脳の出血や梗塞，突発性難聴やメニエール病のこともあり注意が必要ですが，前者ではめまいが激しく，嘔吐，歩行困難が出ますし，後者では難聴となりますが，良性発作性頭位変換性めまい症では他の症状は出ません．

(6) 尿が出にくく，残尿感があってすぐトイレに行きたくなり，実際に尿がそのつど出るようであれば
→「前立腺の疾患」

前立腺肥大は60歳以降の男性の60％以上にみられるとの報告もあります．尿の出が若い頃のように勢いがない，などの症状がみられます．また，腫瘍マーカーであるPSAの検査を行い，前立腺がんと鑑別を行うことが重要です．

(7) 既婚の若い女性が子どもを希望しても何年も妊娠しない状態が続いたら
→「不妊」

原因を究明してもらうことが必要です．夫側に原因があることもあります．また，ホルモンの中枢，すなわち脳下垂体に異常があることもあります．すべてを検査したうえで，妊娠を成功させるための努力をすることになります．

(8) 歩き始めてしばらくすると，足が動かなくなり，休むとまた動くようになるとき
→「間歇跛行」

間歇跛行とは病状を示す言葉であり，この状態を引き起こす原因には二つあります．一つは，下肢の循環が不良な場合(動脈血栓症など)，もうひとつは腰部の神経障害(脊柱管狭窄症など)です．前者では足の背部(足背)の足背動脈が触れにくくなっています．後者では，腰の痛みなどもあります．前者は血管外科を，後者は整形外科か脳神経外科を受診することをお勧めします．

CHAPTER 1

全身の症状 (1〜12)

　ここでは「全身の症状」として，12の症状を挙げていますが，厳密に言えば循環器の症状であったり，腎臓の症状であったりするものも含めています．つまり，「脈の異常」や「のどの渇き（トイレが近い）」などを，全身の問題として考える方が多いと思われるので，ここに入れました．

　実際にここで取り上げているのは，ごくありふれた症状です．短期間の症状であれば様子を見ることでよいと思いますが，2週間以上というように長期間続く場合には何かしら突き止めるべき原因があることが多いので，ほかにも症状がないかよく考えて，以下に記載したことを参考に判断してください．

　また困ったときの奥の手として，これといった原因がわからない場合，膠原病内科を受診するのも一法です．難しい疾患が見つかることがあります．

全身の症状

1. 脈がとぶ

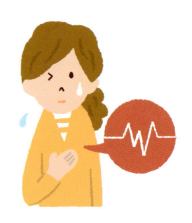

この症状のポイント！

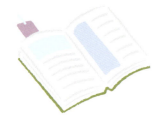

脈拍は正常な場合は規則正しく打っているものです．呼吸により多少ずれることはあります．脈が飛ぶというのは胸がドキッとする症状があり（動悸と表現して訴えることもある），そのとき脈拍を触れると脈を打っていないことがわかるという状態です．循環器内科的には不整脈という現象です．不整脈のなかで，心室性の期外収縮はドキッと感じる最も多い症状です．

脈が飛んでも感じないこともあります．高齢になるとよく見られるものに心房細動がありますが，これは症状としてほとんど自覚されません．ほかに，頻脈性（脈が多い）の不整脈として洞性頻脈，発作性上室性頻拍などがあります．

逆に，徐脈性（脈が少ない）不整脈としては洞性徐脈，洞不全症候群，房室ブロックなどがあります．脈は健康な人では安静時，1分間に55〜85回程度打つのが普通です．脈が速い場合，「ドキドキする」と自覚されます．

また脈が遅い場合には，単に脈が少ない場合と脈が飛んでいて少なく触れる場合があり，どちらも自覚されないことが多いのです．すなわち，自覚症状として感じられるものと感じられないものがあるということです．そして頻脈でも徐脈でも，どのような不整脈なのかは詳しくは心電図検査をしないとわからないのです．ドキドキする場合にも脈が遅い場合にも，手首で脈を触れて頻脈か正常脈拍か徐脈かを判断し，頻脈か脈拍が乱れているようであれば近くの内科開業医を受診すべきです．

心房細動は心房内に血液の屑が溜まり，それが血液に乗って脳に飛ぶことがあり，脳塞栓（脳外の血管から飛んできた屑が脳の血管に詰まること）の原因となるため治療を必要とします．期外収縮は出現の回数が少なければ治療を要しないとされています．しかし，不整脈の多くは自覚症状がなく，危険なものもあるので医師の診察は重要です．

代表的な原因疾患と受診科

- ●**原因疾患**：**頻脈性不整脈**（**心房細動**，洞性頻脈，発作性上室性頻拍），**徐脈性不整脈**（洞不全症候群，房室ブロック），**期外収縮**，**洞性徐脈**
- ●**受診科**：内科開業医，循環器内科

Q&A：患者さんから聞かれたら→具体的な症状から探る原因疾患と受診科

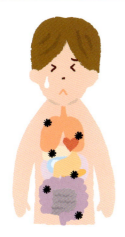

Q1 自覚症状はないが，脈を触れると脈が遅く（50／分程度），規則正しい打ち方ではなく乱れているような気がする

A1
- ●原因疾患：**徐脈性不整脈，洞性徐脈**
- ●受診科　：内科開業医，循環器内科

Q2 胸にドキッとする不快感があり，脈が一つ抜けて飛ぶ．それ以外は規則正しい

A2
- ●原因疾患：**期外収縮**
- ●受診科　：内科開業医，循環器内科

Q3 心臓が突然ドキドキすることがある

A3
- ●原因疾患：**頻脈性不整脈（心房細動，洞性頻脈，発作性上室性頻拍），期外収縮**
- ●受診科　：内科開業医，循環器内科

 歯科ではここに注意！

　自覚症状がある場合には，多くは期外収縮である．徐脈となるアダムス・ストークス症候群では一瞬意識を失うこともある．また，心房細動では脈の異常を自覚しないことが多いが，抗凝固薬を服用していて休薬が困難なことが多いので口腔内の操作には注意が必要である．抗凝固薬には，昔から使用されているワルファリンのほかに，最近使われるようになったトロンビン阻害薬などがあり，抜歯など観血的処置は避けるべきである．心筋梗塞後や冠血管ステント留置後には抗血小板薬が処方されていることがあるが，抗血小板薬は抜歯などの禁忌とはならず，抗血小板薬服用患者の抜歯に関するガイドラインでは重篤な出血合併症を発症する危険性は少ないとされている．

全身の症状
2. 発熱

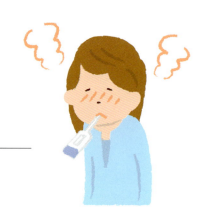

この症状のポイント！

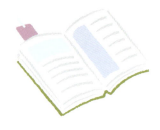

　ヒトの体温の平熱は36.5℃程度であり，個々人により多少の上下の差があります．その人の平熱より高いとき，熱があるということになるのです．

　発熱は病気の症状のうちでも最も多いもので，原因としては実にさまざまなものがあります．体の各部分の感染症がいちばんの原因ですが，ほかにもいろいろな原因で体温が上昇します．調べても原因が容易にわからない場合もあります（不明熱）．また発熱の特徴として微熱，高熱，上がったり下がったりする熱の出方があります．

　すぐに解熱する場合にはさほど心配するようなことはありませんが，長く続くような場合には要注意です．微熱あるいは高熱が2週間以上続く場合には，治療を要する疾患があることが多いので医師の診察が必要です．発熱は，炎症（体の外や内部からのいろいろな原因に対して体が反応して起こる状態）が起こっていることを示す現象であり，警告症状であるとともに異常事態と考えられます．

　以下，体の各部分の感染症に関してはほんの一部しか記述しませんが，ほかの症状を記述した項目を参照してください．

代表的な原因疾患と受診科

- ●原因疾患：感染症（感冒，気管支炎，インフルエンザ，肺炎，結核，腎盂腎炎），炎症性疾患（自己免疫疾患，痛風），外傷，梗塞（心筋，肺，腎），腫瘍性疾患（悪性腫瘍），ウイルス性髄膜炎，真菌性髄膜炎，細菌性髄膜炎，薬剤，膠原病，不明熱，脳膿瘍
- ●受診科　：内科開業医，感染症科，膠原病内科，皮膚科，腫瘍内科

Q&A：患者さんから聞かれたら→具体的な症状から探る原因疾患と受診科

Q1 咳・痰などの呼吸器症状がある
（2週間以上，長く発熱が続くようなら結核の可能性もある）

A1
- ●原因疾患：感冒（風邪），インフルエンザ，肺炎，結核
- ●受診科　：内科開業医，呼吸器内科

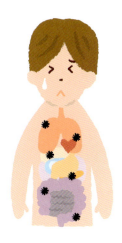

Q2	突然，高熱と頭痛が生じ，軽い意識障害があるようだ
A2	●原因疾患：**ウイルス性髄膜炎** ●受診科　：神経内科，脳神経外科
Q3	くしゃみ，鼻水，のどの痛みから咳や痰が出てきた
A3	●原因疾患：**感冒，気管支炎** ●受診科　：内科開業医，呼吸器内科
Q4	薬剤を服用して1週間ぐらい経って徐々に発熱し，皮膚に発疹が出てきた．が，ほかにはっきりした症状はない
A4	●原　因：**薬剤**／●受診科：皮膚科
Q5	不明熱→いろいろ検査しても原因のわからない微熱が続く．風邪でもない
A5	●原因疾患：**悪性腫瘍，真菌性髄膜炎，薬剤，膠原病** ●受診科　：膠原病内科，神経内科
Q6	頑固な頭痛をともなう不明微熱が2週以上長期間続く．原因がわからない
A6	●原因疾患：**真菌性髄膜炎**／●受診科：神経内科
Q7	食欲不振，吐き気があり，右上腹部に鈍痛がある． 白目が黄色くなってきた
A7	●原因疾患：**肝炎**／●受診科：消化器内科
Q8	女性．頻尿，排尿痛，尿混濁があったが，がまんしていたところ突然高熱が出て，片側の脇腹から腰が痛くなった（61.「排尿時に痛みがある」参照）
A8	●原因疾患：**腎盂腎炎**／●受診科：腎臓内科，泌尿器科
Q9	成人男性．若い頃から中耳炎があり，中耳に真珠腫ができていると言われた．数日前から高熱が続き，ひどい頭痛を訴えていたが，しだいに意識の低下が起こり名前を呼んでも返事をしなくなった
A9	●原因疾患：**細菌性髄膜炎，** ●受診科　：脳神経外科，神経内科

 歯科ではここに注意！

　発熱のあることがわかっている患者さんでは感染症に罹患している可能性が高く，緊急を要することがなければ解熱してから再来院してもらうなど，治療の際の感染症の拡散が生じないようにする．実際には急性上気道炎やインフルエンザの場合が多いが，結核やジフテリアなどの届出感染症である可能性も否定できないからである．

全身の症状
3. 体がだるい

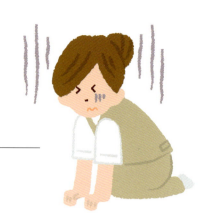

この症状のポイント！

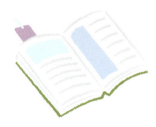

全身の疲労感，あるいは倦怠感を患者さんの訴えで表現すると，このようになります．発熱があると多くの場合，倦怠感や疲労感をともなうので，発熱がある場合には「体がだるい」という症状から，原因である疾患を判断することは難しいと思います．他の症状を考慮してください．あるいは，前項（2.「発熱」）を参照してください．また，1日あるいは2日程度の体のだるさはあまり気にかける必要はないかもしれませんが，数日も続くようであればきちんと調べたほうが良いでしょう．

しかし，病院を受診する患者さんの20～30%は倦怠感を訴えるといわれており，主観的な症状でもあるため，それがどの程度つらいのか，あるいは普段とどのように違うのかなどについて，ある程度医師に説明できるようにしたほうが良いと思います．

一方，いろいろ調べても原因のわからないものがあることも事実です．これは，うつ病など精神的なことでも症状が現れることがありますし，慢性疲労症候群という病気があり，原因が究明できないものもあるからです．

代表的な原因疾患と受診科

- ●原因疾患：貧血，肝臓病（肝炎，肝硬変），甲状腺機能異常，アジソン病，糖尿病，慢性感染症（結核，梅毒，寄生虫感染），栄養障害，悪性腫瘍，低血圧，慢性疲労症候群，熱中症
- ●受診科　：血液内科，消化器内科，内分泌代謝内科，腫瘍内科，膠原病内科

Q&A：患者さんから聞かれたら→具体的な症状から探る原因疾患と受診科

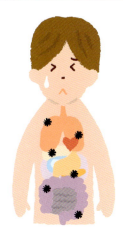

Q1 顔色が悪く，すぐ息切れがする，月経過多な女性

A1
- ●原因疾患：**貧血**（鉄欠乏性貧血など，原因があるものが多い）
- ●受診科　：内科開業医

Q2 食欲がなく，発熱がある．白目や顔色が黄色くなった．そういえば2，3日前に牡蠣（カキ）を食べた

A2
- ●原因疾患：**ウイルス性肝炎**（A型肝炎の可能性）
- ●受診科　：消化器内科

Q3 手指が黒くなってきた．ひどく疲れやすい．体重減少，食欲不振

A3
- ●原因疾患：**アジソン病**（原因として自己免疫疾患や結核がある）
- ●受診科　：内分泌代謝内科

Q4 微熱が続き解熱しない．上がっても38℃台前半，2週間以上続いている．頭痛はほとんどない（咳や痰も出る場合は結核の可能性がある）

A4
- ●原因疾患：**慢性感染症**（結核，梅毒，寄生虫）
- ●受診科　：感染症科，呼吸器内科，膠原病内科

Q5 ほかにはっきりした異常がなく，顔色もいつもと同じ
（しかし，今まで経験したことのないようなだるさが2週間以上続くようなら医科を受診したほうがよい）

A5
- ●原因疾患：**悪性腫瘍，肝硬変**，慢性疲労症候群
- ●受診科　：膠原病内科

Q6 16歳男子．炎天下で部活の運動を行っていたところ，めまいと顔のほてりを感じ，からだがだるくなり，足の筋肉がけいれんしている．汗が異常に出る．そのうち意識がもうろうとしてきた

A6
- ●原因疾患：熱中症
- ●受診科　：救命救急センター（救急車利用）

歯科ではここに注意！

黄疸などが明らかでない限り，緊急性という点ではあまり心配ない．しかし，上述の疾患の疑いもあることを知っておくとよい．

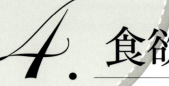

全身の症状 4. 食欲がない

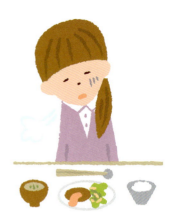

この症状のポイント！

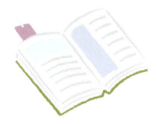

食欲がなくなる原因には，全身疾患から消化管疾患までいろいろあります．病気ではありませんが，二日酔いなどアルコールを含む薬剤によるもの，精神的にショックを受けたとき，乗り物酔いをしたときなど，ちょっとしたことで食欲はなくなるものです．

これらは医科を受診するほどのことではないことは，おわかりになると思います．何らかの原因により発熱したときや，体調が悪いときにも容易に食欲はなくなるものです．食欲は健康のバロメーターといわれる理由です．このように，ありとあらゆる原因で食欲はなくなり，悪い状況から回復すれば短期間で食欲は回復します．

しかし，これといった原因もわからない状態で2週間以上も食欲不振が続くときには，慢性疾患であったり，消化管疾患である可能性があり，医師の診察を受けたほうがよいでしょう．

代表的な原因疾患と受診科

- ●原因疾患：口内炎などの口腔および咽頭の炎症，食道・胃・十二指腸の炎症，胃・十二指腸潰瘍，食道がん，胃がん，腸疾患（腸炎，潰瘍性大腸炎，クローン病，大腸がん），肝炎，肝硬変，肝臓がん，心不全，腎盂腎炎，尿毒症，内分泌疾患，貧血，白血病，薬物アレルギー，肺炎，慢性肺疾患，感染症，感染症による発熱，神経性食思不振症，うつ病，脳腫瘍
- ●受診科　：口腔外科，耳鼻咽喉科，消化器内科，循環器内科，内分泌内科，血液内科，呼吸器内科，感染症科，内科開業医，脳神経外科

Q&A：患者さんから聞かれたら→具体的な症状から探る原因疾患と受診科

Q1 口腔内あるいは咽頭に炎症や痛みがある（多いのはアフタ性口内炎）

A1
- ●原　因：口腔の炎症，咽頭の炎症
- ●受診科：口腔外科，耳鼻咽喉科

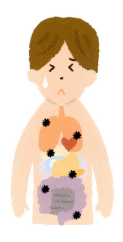

Q2 固形物が飲み込みにくい感じがする．胸やけがする

A2
- ●原因疾患：**食道炎，食道潰瘍**，食道がん
- ●受診科　：消化器内科，食道外科

Q3 胃のあたりが痛い．膨満感，消化が悪い

A3
- ●原因疾患：**胃・十二指腸潰瘍，胃炎，胃がん**
- ●受診科　：消化器内科

Q4 下痢が長期間続く．お腹が痛くなる

A4
- ●原因疾患：**感染性腸炎，潰瘍性大腸炎，クローン病**
- ●受診科　：消化器内科

Q5 息苦しく，疲れやすい．少し動くとハァハァする

A5
- ●原因疾患：**心不全，慢性肺疾患**
- ●受診科　：循環器内科，呼吸器内科

Q6 風邪をひき，のどが痛くなってから数日して血尿が出た．排尿時，腰のあたりが痛い．発熱がある

A6 ●原因疾患：**腎盂腎炎**／●受診科：腎臓内科，泌尿器科

Q7 顔色が黄色くなって，疲れやすい

A7 ●原因疾患：**黄疸（肝炎，肝硬変，肝臓がん）**／●受診科：消化器内科

Q8 検査上何も異常なことはないのに食欲がない．ひどく沈んで気分が悪そうである

A8 ●原因疾患：**神経性食思不振症，うつ病**／●受診科：精神科

Q9 熱が高い→他の症状を考慮する

A9
- ●原因疾患：**種々の感染症による発熱**
- ●受診科　：内科開業医，感染症内科

歯科ではここに注意！

口腔内の疾患から消化管疾患や肝臓疾患など，上述のさまざまな疾患により食欲不振に陥ることがある．

全身の症状
5. ひどくやせた

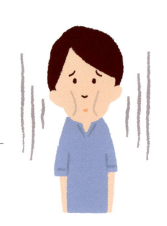

この症状のポイント！

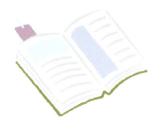

短期間に5kgもやせると，ダイエットでもしていないかぎり，心配になるのは当然といえます．

主に，カロリーが摂れていない場合か，カロリーは摂っているのにその消費のし方がうまくいっていない場合があります．たとえば前者には，過度の食事を摂っていた人が入院し，カロリーを控えた食事になってやせる場合がありますが，これは一般的にみられることで心配はありません．やせる病気には非常に多くのものがあります．

代表的な原因疾患と受診科

- ●原因疾患：基礎代謝の亢進（甲状腺機能亢進症，アジソン病，**糖尿病，悪性腫瘍，結核，覚せい剤中毒，運動過多**），エネルギー消費増加（消化管の炎症，放射線障害，膠原病，膵炎，寄生虫感染，**外傷・手術後**），**栄養失調，食欲不振**，中枢性の異常（脳腫瘍，脳血管障害），精神科疾患（うつ病，**ダイエット，心因反応**，神経性食思不振症），**消化器疾患**（肝・胆・膵疾患含む），**全身疾患**（心臓病，腎臓病，悪性腫瘍，悪性貧血），薬物中毒（アルコール含む），**薬物アレルギー**，感染症（慢性感染症，肺炎，長期間続く発熱），入院
- ●受診科　：内科開業医，消化器内科，膠原病内科，循環器内科，腎臓内科，脳神経外科　など

Q&A：患者さんから聞かれたら→具体的な症状から探る原因疾患と受診科

Q1　ダイエットを志向するあまり，拒食している

A1　●原因：食物摂取の問題／●受診科：精神科

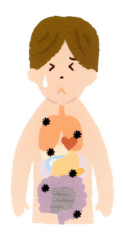

Q2	食欲不振が続いている
A2	●原因疾患：精神科疾患（うつ病，ダイエット，**心因反応**，神経性食思不振症），**消化器疾患**（肝・胆・膵疾患含む），**全身疾患**（心臓病，腎臓病，悪性腫瘍，悪性貧血），薬物中毒（アルコール含む），感染症（慢性感染症，肺炎，長期間続く発熱） ●受診科　：精神科，消化器内科，感染症科，膠原病内科
Q3	下痢と便秘が交互に異常に続き，食欲不振となる
A3	●原因疾患：**消化器疾患**（炎症，潰瘍，**悪性腫瘍**） ●受診科　：消化器内科
Q4	下痢はないが，ひどく元気が出ない．気分が沈んでいる．発熱はない（体重減少が著しい場合とそれほど著明でない場合があり，ダイエットや神経性食思不振の場合は症状として著しい）
A4	●原因疾患：精神科疾患（うつ病，ダイエット，**心因反応**，神経性食思不振症） ●受診科　：精神科
Q5	発熱（微熱から高熱まで）が2週間以上続いている（咳や痰が出ている場合は，結核のような呼吸器感染症が考えられるが，発熱以外の症状がない場合，あるいは皮膚に発疹だけが見られる場合にも，不明熱として膠原病内科を受診する）
A5	●原因疾患：**種々感染症，薬物アレルギー** ●受診科　：呼吸器内科，膠原病内科，皮膚科
Q6	薬剤の服用後，数日経ってから発熱と皮膚に発疹が出てきた
A6	●原因疾患：**薬物アレルギー**／●受診科：皮膚科
Q7	脳卒中後やせている
A7	●原因疾患：**栄養失調（摂食障害）**，食欲中枢の障害 ●受診科　：高齢者歯科（摂食嚥下専門科），脳神経外科
Q8	全身の病気がある
A8	●原因疾患：種々の**全身疾患**による**食欲不振**（4．「**食欲がない**」の項参照） ●受診科　：それぞれの疾患に対応した科の医師に相談する

 歯科ではここに注意！

基礎代謝の亢進やエネルギー消費の亢進する疾患により体重は減少するが，重篤な疾患が隠れているかもしれないことを忘れてはならない．

全身の症状
6. ひどく太った

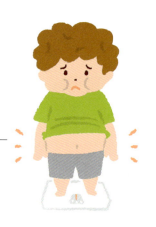

この症状のポイント！

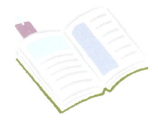

成人の肥満は過剰なエネルギー摂取とエネルギー消費のアンバランスによるものが大半を占めますが，メタボリックシンドロームの一つの症状でもあるので，他の疾患の存在に注意する必要があります．

たとえば高血圧，糖尿病，脂質異常症などの疾患は肥満とあいまって，健康状態の観点から非常に良くないものといえます．また，肥満の陰に疾患が隠れていることもあります．肥満の計測にはBMIという肥満指数：体重(kg)／身長(m)^{2}を用いますが，22が標準であり，25以上を肥満と判断します．しかし26〜27程度までは，許容範囲といってよいでしょう．ただし，内臓脂肪が増えるとよくありません．

体のむくみ(浮腫)をともなう疾患でも体重は異常に増加します．

代表的な原因疾患と受診科

- ●**原因疾患**：カロリー摂取過多，遺伝性疾患(種々)，**内分泌性**(下垂体腫瘍，インスリノーマ，甲状腺機能低下症，多嚢胞性卵巣症候群)，**視床下部性**(脳腫瘍，頭部外傷後，その他)，**薬剤性**(抗精神病薬)
- ●**受診科**　：内分泌代謝内科，脳神経外科，精神科

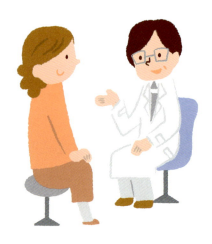

Q&A：患者さんから聞かれたら→具体的な症状から探る原因疾患と受診科

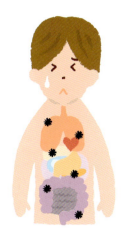

Q1 精神科にかかって薬を服用している

A1
- ●原　因：**薬剤性**
- ●受診科：精神科

Q2 生まれたときから知能障害があり，性器発育不全，手指奇形がある

A2
- ●原因疾患：**種々遺伝性肥満**
- ●受診科　：小児科

Q3 異常に食欲がありファストフードなどを食べるが，運動をしない（米国型肥満）

A3
- ●原　因：**カロリー摂取過多**
- ●受診科：精神科，消化器外科

Q4 空腹であるなしにかかわらず，何かあるとすぐ食べてしまう．わかっていても止められない．意志が弱いところがある．ほかには問題はない

A4
- ●原　因：**カロリー摂取過多**（精神的問題）
- ●受診科：精神科

Q5 顔がまん丸い満月様で，足は細いが体幹（胴体）の部分が太っていて，お腹の皮膚に妊娠線のような線が入っている．肩にこぶがある

A5
- ●原因疾患：**下垂体腫瘍**（副腎皮質刺激ホルモン分泌過多）
- ●受診科　：内分泌代謝内科，脳神経外科

Q6 目が見えにくくなった．体力がない．のどが異常に渇き尿量が多い

A6
- ●原因疾患：**脳腫瘍**（頭蓋咽頭腫）
- ●受診科　：脳神経外科

 歯科ではここに注意！

　米国とは異なり，まだ日本では異常な肥満は少なく，自力で診療台に上がれないほどの患者さんは少ないと思われる．肥満は上述のようにさまざまな理由で起こり，糖尿病や心臓病あるいは生活習慣病などの疾患への関与も指摘されており，現代病の一つである．

全身の症状
7. 汗の出方がおかしい

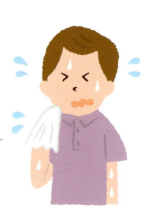

この症状のポイント！

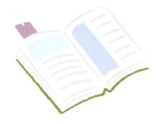

汗をかくときの量については，多い場合(多汗症)，少ない場合(乏汗症)，まったくかかない場合(無汗症)があります．異常か正常かの判断は難しいのですが，多汗症の場合には日常生活に支障がある状況を目安とします．

原因疾患として感染症(結核，マラリアなど)，低血糖，発熱，薬剤，環境などにより多く汗をかくことがあります．無汗症は先天性の場合が多いのですが，脳梗塞などで部分的に汗が出なくなることがあります．

汗腺にはエクリン腺とアポクリン腺がありますが，前者は体全体にあり，手のひらや足の裏に多くあります．後者は腋の下，外陰部にあります．両者とも交感神経支配を受けますが，エクリン腺は暑いときの発汗に関係し，アポクリン腺は精神的発汗に関与するといわれます．しかし，手のひらなどは精神的にも発汗するので，厳密には分けられません．

また個人差があり，汗をかきやすい人，かきにくい人がいます．熱いものを食べたり，極端にいうと食事をするだけでも汗をかき，精神的な反応でも汗をかく人もいます．これを異常というかどうかは，本人の感じ方の問題だと思います．

汗の成分の異常として，腋臭症(えきしゅうしょう＝わきが)があります．これは脂肪酸の臭いであり，あまり気にする必要はないのですが，本人が気になると精神的につらいことになるのです．

また，熱中症でも汗の異常が起こります．異常に発汗したり，逆に暑いのに汗が出なくなります．真夏の暑い時期に高齢者や，若年者でも過度な運動をしたときに起こるので診断をつけることができます．

代表的な原因疾患と受診科

- ●原因疾患：多汗症，腋臭症，**脳血管障害(延髄梗塞)**，**皮膚病**，乏汗症，無汗症，**熱中症**，**低血糖発作**
- ●受診科　：皮膚科，形成外科，神経内科，脳神経外科

Q&A：患者さんから聞かれたら→具体的な症状から探る原因疾患と受診科

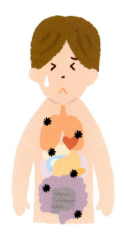

Q1 糖尿病の患者さんが意識不明となり，よく見ると全身に冷たい汗をかいている

A1
- ●原因疾患：**低血糖発作**（血糖値の低下）
- ●受診科　：救命救急センター

Q2 汗がすえた臭いがするのが気になる，家人にもおかしいと言われる

A2
- ●原因疾患：**腋臭症**
- ●受診科　：皮膚科，形成外科

Q3 ある日突然，声がかすれ，軽い手足のしびれとともに顔半分に汗が出なくなった．瞳孔をよく見ると左右非対称で，小さなほうのまぶたが少し下がっている

A3
- ●原因疾患：**延髄梗塞**（ワレンベルグ症候群）
- ●受診科　：脳神経外科，神経内科

Q4 熱い食べ物や，辛い食べ物を食べると異常に汗をかく

A4
- ●原　因：反応性発汗
- ●受診科：必要ない

Q5 緊張すると汗をかく．特に頭と手のひらが目立つ

A5
- ●原　因：反応性発汗
- ●受診科：必要ない．心療内科（過度に反応する場合や悩んでいる場合）

Q6 65歳女性．真夏の暑い日，炎天下で軽作業をしていたところ，めまいと顔のほてりを訴えていたが，そのうち頭痛がすると言いながらボーッとして反応が鈍くなり，見ると暑いにもかかわらず汗が出ていない

A6
- ●原因疾患：**熱中症**
- ●受診科　：救急科，救命救急センター（迷わず救急車利用）

歯科ではここに注意！

　糖尿病の患者さんでは，治療中に意識が低下したり，冷や汗をかいているときには低血糖発作も念頭におく必要がある．また，歯科治療中に多量に汗をかく人もいると思われるが，多くは自律神経の問題で緊張が原因である．

全身の症状

8. のどがひどく渇く

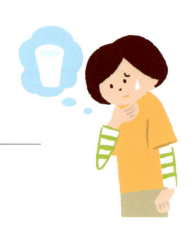

この症状のポイント！

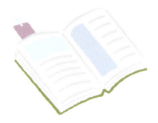

のどが渇く理由として，一つには体からの水分の出方が多くなっている場合（多尿，発汗），水を飲む量が少ない場合などがあります．暑い日に水を飲まずに多量の汗をかいたときなどにはのどが渇くのは当然であり，1回きりの口渇については病気によるものではなく，生理的（正常）なものです．

寒いところにいるとトイレが近くなりますが，これも生理的なものです．よく知られている疾患は糖尿病で，糖尿病があるとのどが渇いたり尿が近くなります．また，尿が数リットルと多量に出るとき，尿崩症といいます．尿崩症は，脳あるいは腎臓に原因があるときに起こります．

代表的な原因疾患と受診科

- ●原因疾患：運動時の飲水制限あるいは発汗，種々尿崩症，原発性多飲症，糖尿病，脳腫瘍（ジャーミノーマ，頭蓋咽頭腫，下垂体部手術後），腎不全，薬剤性（利尿薬），輸液
- ●受診科　：腎臓内科，脳神経外科

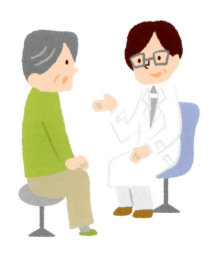

Q&A：患者さんから聞かれたら→具体的な症状から探る原因疾患と受診科

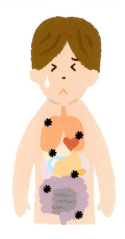

Q1 トイレが近く，たくさんの尿が出る

A1
- ●原因疾患：脳腫瘍｛ジャーミノーマ（胚細胞腫瘍），頭蓋咽頭腫，下垂体部手術後｝，腎臓病（家族性，薬剤性），家族性中枢性尿崩症，リンパ球性下垂体炎
- ●受診科　：脳神経外科，腎臓内科

Q2 目が見にくく，視野が狭まった

A2
- ●原因疾患：脳腫瘍（ジャーミノーマ，頭蓋咽頭腫，下垂体部手術後）
- ●受診科　：脳神経外科，内分泌代謝内科

Q3 尿を多くする薬を服用しているが，酒を飲んだり，お茶を大量に飲むと多尿となり，のどが渇く

A3
- ●原　因：薬剤など
- ●受診科：腎臓内科

Q4 父母など，血縁に糖尿病の人がいる（あるいは糖尿病とわかっていて，ほかに明らかな異常がない場合），夜間トイレに何回も起きる

A4
- ●原因疾患：糖尿病
- ●受診科　：内分泌代謝内科

 歯科ではここに注意！

　歯科治療中の患者さんでは，唾液の量が少なく口腔内が乾燥している場合，ドライアイを合併するシェーグレン症候群なども疑ってみる．いつものどが渇いているような場合には，歯科治療中にも口腔内が乾燥している所見に気づくはずである．

全身の症状
9. よく眠れない

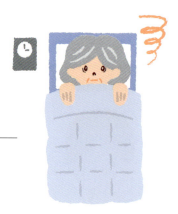

この症状のポイント！

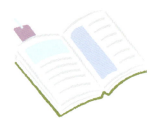

　高齢になるとあまり運動をしないせいもあり，早朝に目覚め，十分な睡眠がとれないと悩む高齢者も多いです．また，中高年になっていびきをかくことが多くなり，睡眠が妨げられることもあります．これは睡眠時無呼吸症候群といって，加齢とともに上部咽頭の機能・形態異常が起こることによるものです．

　かといって，睡眠導入剤に頼り常用するのもあまり良いことではありません．睡眠薬の副作用もあり，高齢者では朝まで睡眠薬の効果が残っていて，起きがけに転倒して骨折するなどのリスクがあります．

代表的な原因疾患と受診科

- ●原　因：加齢，睡眠時無呼吸症候群，精神的ストレス，うつ病，薬剤性，身体要因(発熱，疼痛，搔痒感，頻尿)，むずむず脚症候群(レストレスレッグス症候群)，騒音
- ●受診科：精神科，内科開業医，皮膚科，泌尿器科，呼吸器内科

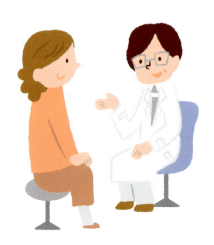

Q&A：患者さんから聞かれたら→具体的な症状から探る原因疾患と受診科

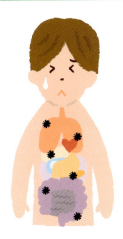

Q1 痛み，かゆみ，頻尿などがある（身体的要因が明らかな場合）

A1
- ●原　　因：痛み，かゆみ，頻尿など
- ●受診科：ペインクリニック，疼痛の原因に対応する科，泌尿器科，皮膚科

Q2 精神的ストレスや騒音がある．隣家の飼い犬が早朝からよく吠える

A2
- ●原　　因：ストレスや騒音
- ●受診科：必要ない．自分で対処する

Q3 ひどいいびきをかく．ときどき息が苦しくて目覚める．家人から「呼吸が長く止まっていることがある」と指摘された

A3
- ●原因疾患：睡眠時無呼吸症候群
- ●受診科　：呼吸器内科，耳鼻咽喉科，歯科口腔外科

Q4 特定の薬剤を服用するようになってからひどくなった

A4
- ●原　　因：薬剤性（インターフェロン製剤，ステロイド製剤，抗パーキンソン病薬，降圧薬）
- ●受診科：薬剤を処方している医師

Q5 夜間，脚がむずむずする．また，背中のあたりもむずむずして非常につらく，じっとしていられず眠れない

A5
- ●原因疾患：むずむず脚症候群
- ●受診科　：心療内科，神経内科

 歯科ではここに注意！

　近年，高齢者の加齢による不眠のほかに，中高年者の睡眠時無呼吸症候群による睡眠障害が問題となっていて，歯科医師も参加してその治療が行われるようになってきた．舌根の沈下など，口腔内から咽頭に原因があることが多いので，マウスピースの使用や持続的陽圧呼吸療法（CPAP）を行う．

全身の症状
10. 食物による気分不良

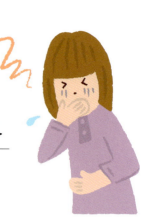

この症状のポイント！

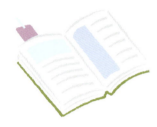

ハチ毒や，抗菌薬など薬剤の注射で起こるアナフィラキシーショック以外に，食物の成分が原因で，蕁麻疹が現れる間もなく激しいアレルギー反応が短時間に全身に起こるものがあります．最も気をつけなければならないのは，急激な血圧低下でショック症状を引き起こし，意識が低下する場合で，食物によるアナフィラキシーショックです．事態はひっ迫し，緊急の処置を要します．

以前にも経験したことがあり，食物の中のタンパク質であるアレルゲン（アレルギーの原因物質）がわかっている場合には，所持している自己注射用のアドレナリンを注射します．初めての場合には，気分が悪くなったときは躊躇せず救急車を要請したほうがよいでしょう．原因食物を摂取した後，運動をすることにより引き起こされるケースがあることがわかっています（運動誘発アナフィラキシー）．

タンパク質であれば何でもアレルゲンになりうるのがやっかいで，特にピーナッツ，小麦，卵，牛乳，そば，豆類，魚介類，甲殻類などが知られています．症状発現の頻度は通常の蕁麻疹のみよりずっと少ないと考えられますが，いったん起こると生命にもかかわるので取り上げました．

代表的な原因疾患と受診科

- ●**原因食物**：ピーナッツ，小麦，卵，牛乳，そば，豆類，魚介類，甲殻類
- ●**受診科**　：救命救急センター

Q&A：患者さんから聞かれたら→具体的な症状から探る原因疾患と受診科

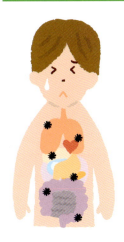

Q1 今まで貝類を食べても何ともなかったが，寿司屋でいろいろな魚介類（貝類も）を食べたところ，くしゃみ，鼻水が出て気分不良となり，嘔吐に続き下痢となった．そうこうするうちに，意識が遠のいてきた

A1
- ●原因疾患：アナフィラキシーショック（食物アレルギー）
- ●受診科　：救命救急センター（救急車利用）

Q2 卵アレルギーと言われている．給食で「卵は入っていない」と言われ食べたところ，蕁麻疹が出現．呼吸がゼーゼーし始め，意識が低下した（実は卵が入っていたと後でわかった）

A2
- ●原因疾患：アナフィラキシーショック（食物アレルギー）
- ●受診科　：救命救急センター（救急車利用）

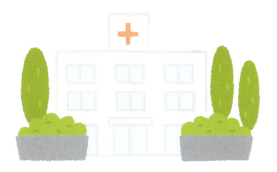

 歯科ではここに注意！

　食べ物ではないが，歯科の場合，局所麻酔薬による気分不良が起こりうる．一次性ショックのことが多く安静にすればたいていの場合は回復するが，血圧低下がある場合には，薬剤によるアナフィラキシーショックの可能性もあるので，救急車を呼ぶなど医療機関に搬送する必要がある．

35

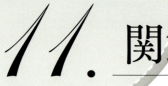
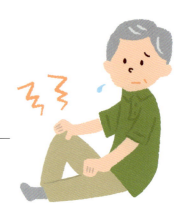

全身の症状 11. 関節が痛い

この症状のポイント！

関節が痛くなる疾患は，まず第一に関節リウマチを含む関節炎です．炎症があると，腫れ，痛み，熱っぽさ，紅い斑点などが見られます．また，関節の痛みは体の一部に限ったものか，全身の関節かによって原因となる疾患が異なります．

さらに，比較的急に痛みが出たのか，徐々に痛くなってきたのかでも疾患が異なるのです．原因となる疾患によっては，痛風や肩関節周囲炎のように痛みの出る部位が大体決まっているものもあります．

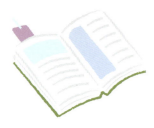

代表的な原因疾患と受診科

- ●原因疾患：ウイルス感染症（インフルエンザなど），変形性関節症，関節血腫（血友病），外傷，スポーツ障害（野球およびテニス肘），関節炎（肩関節周囲炎，関節リウマチ，感染性関節炎，痛風，無菌性骨壊死，炎症性腸疾患），膠原病，結節性紅斑（ベーチェット病，クローン病，潰瘍性大腸炎）
- ●受診科　：整形外科，膠原病・リウマチ内科，血液内科

Q&A：患者さんから聞かれたら→具体的な症状から探る原因疾患と受診科

Q1 ぶつけたわけでもないのに，両手の指の関節が腫れて痛む．朝方は動かしにくい．一か所だけではない

A1
- ●原因疾患：関節リウマチ
- ●受診科　：整形外科，膠原病・リウマチ内科

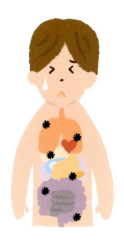

Q2	野球のピッチャーで，酷使しているほうの肘が腫れて痛い．あるいはテニスを長年やっているが，ラケットを持つほうの肘が痛い
A2	●原因疾患：**スポーツ障害**（野球肘，テニス肘） ●受診科　：整形外科，スポーツ外来
Q3	インフルエンザにかかって体の節々が痛い
A3	●原因疾患：**インフルエンザ** ●受診科　：内科開業医
Q4	いわゆる五十肩のようだ．だんだん肩を動かすのがつらくなった．手が上に挙がらない
A4	●原因疾患：**肩関節周囲炎** ●受診科　：整形外科
Q5	ビールが好きな中年男性．片側の足の親指の付け根が腫れて猛烈に痛い．ネズミが嚙むようだ．繰り返す
A5	●原因疾患：**痛風** ●受診科　：内科開業医，整形外科
Q6	両下肢の膝から下に3～5 cm大の紅い斑点ができ，触ると少し痛い．微熱がある．口内炎がある（比較的若い女性に多く，若い男性にも起こる）
A6	●原因疾患：**結節性紅斑**（ベーチェット病，クローン病，潰瘍性大腸炎の可能性） ●受診科　：膠原病・リウマチ内科，消化器内科

 歯科ではここに注意！

　関節炎で特殊なものに，金属アレルギーによると考えられている関節炎がある．掌蹠膿疱症をともなった鎖骨の胸骨側に疼痛のある腫脹が生じる胸鎖関節炎は，その原因として金属アレルギーの関与が考えられている．特に歯科と関連するのは，歯に詰めた金属に対するアレルギー反応として考えられる場合である．そのように判断したときには，金属を除去し，それ以外のものに置換する．また，血友病患者の観血的歯科治療では，凝固因子製剤により欠乏因子レベルを一定程度上げておく必要がある．抗プラスミン製剤のトラネキサム酸の併用も行われる．

37

全身の症状 12. しゃっくりがよく出る

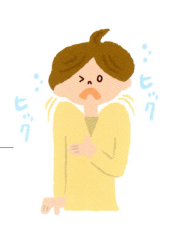

この症状のポイント！

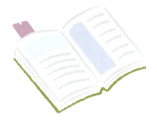

しゃっくりは横隔膜の異常運動で，成長期の子どもではよく出ますが，成人ではほとんど出ることはありません．成人でのしゃっくりは，迷走神経という脳から出ている脳神経の異常を示していることがあり，脳機能が低下しているときに出やすいのです．脳卒中や脳腫瘍の後遺症があり，脳機能の低下がある場合には起こりやすく止まりにくいものもありますが，暴飲暴食後，炭酸飲料の飲み過ぎ，深酒後などのしゃっくりはたいてい一時的ですぐに治まるものです．困った時は「柿のへた」と昔からよく言われますが，今日では止めようとするなら漢方薬(芍薬甘草湯)がよく効きます．

代表的な原因疾患と受診科

- ●**原因疾患**：子どもでは生理的，成人では横隔膜刺激，脳卒中や脳腫瘍の後遺症，暴飲暴食
- ●**受診科**　：内科開業医，脳神経外科

Q&A：患者さんから聞かれたら→具体的な症状から探る原因疾患と受診科

Q1　脳卒中か脳腫瘍の後遺症がある

A1
- ●**原因疾患**：脳卒中，脳腫瘍
- ●**受診科**　：内科開業医，脳神経外科

Q2　成人で特に誘因がない場合（1回きりのことが多い）

A2　●**原　因**：横隔膜刺激／●**受診科**：必要ない

 歯科ではここに注意！

小児では連続するしゃっくりがよく起こるが，成人ではほとんど起こらない．成人では，例外的に，脳卒中後遺症や脳腫瘍で寝たきりの患者さんに起こりやすい．摂食嚥下の検査や治療などの際にも，また通常の歯科治療中にもしゃっくりがあると操作が難しいので止める必要があるが，芍薬甘草湯などの漢方薬が効果を発揮する．

CHAPTER 2

皮膚の症状 (13〜20)

　皮膚は2層からなります．表面に表皮の層，その下に真皮の層があり，これらを仕切っているのが基底細胞層です．皮膚に異常が現れたときには，皮膚そのものの疾患，体の内部臓器の疾患が皮膚に症状として現れるもの，また全身の疾患や反応が皮膚に症状として現れるものの3つがあります．治療するにはこれらを見分ける必要があるのですが，正直なところこれがなかなか難しいのです．皮膚の疾患と思っていたら内臓の疾患であったり，アレルギーや膠原病の一症状であったりするからです．

　このようなことは思ったより多くあるのです．皮膚の症状以外にほとんどその他の症状がないことが多いのも理由の一つです．皮膚にできた異常の性状，形，色調，部位や分布をよく見ることと，熱感があるか，硬さはどうか，また自覚症状としては，かゆみや痛みがあるかないかも診断の重要な手がかりとなります．

　最初に訪れる診療科は皮膚科ということになります．皮膚科でいろいろ調べてもらい，どうしても原因がわからないときには，原因のはっきりしない不明熱のときと同じように膠原病・リウマチ内科（膠原病内科でもよい）を受診することをお勧めします．

皮膚の症状
13. 蕁麻疹（じんましん）

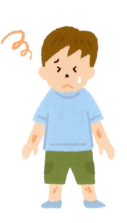

この症状のポイント！

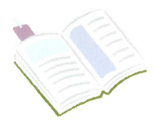

通常，食物や薬剤が原因で知らないうちに起こり，短時間で消えてしまう発疹で，ほとんどの場合あまり心配のないものですが，顔や手足が腫れて隆起して赤くなる(膨疹という)ことから重病感があり，びっくりすることが多いのも事実です．

薬剤によるものでは咽頭や喉頭のむくみ(浮腫)が起こることがあり，この場合には救急外来で診察を受ける必要があります．さらに，まれにショックとなるので注意が必要です．また，ヒスタミンが膨疹の真皮内に出てくるのでかなりかゆいものです．Ⅰ型アレルギー反応といって，肥満細胞の反応に由来し，真皮の浮腫と毛細血管の拡張が膨疹を作るのです．

また，原因として思い当たるものがなく不明なものもあります．しかし近年，前項で述べたように，食物によるアナフィラキシーショックが起こることが稀ではなくなってきており，蕁麻疹以外に他の症状がないか見ることも重要なことです．

代表的な原因疾患と受診科

- ●原　因：**食物**，**薬剤**，原因不明
- ●受診科：皮膚科

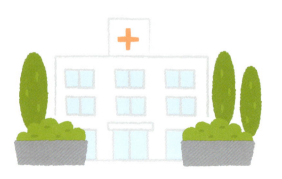

Q&A：患者さんから聞かれたら→具体的な症状から探る原因疾患と受診科

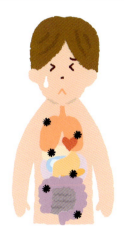

Q1 かゆいので気づくと，顔や手足，胸や腹に正常な皮膚とは境界がはっきりした赤い斑点が隆起して生じた．徐々にこれらがつながって大きくなり，猛烈にかゆい

A1
- ●原　因：**食物**（によることが多いが，原因食物がわからないこともある），食品添加物（日本酒も含む），**薬剤**
- ●受診科：皮膚科

Q2 薬を飲み始めて3，4日後，手足や体にかゆくて赤い小発疹が多数できた

A2
- ●原因疾患：**薬物アレルギー**
- ●受診科　：皮膚科

Q3 検査で造影剤を使用したところ，しばらくして体全体に蕁麻疹が出現し，かゆくなった．息を吸うのも吐くのも苦しい感じがする

A3
- ●原因疾患：**薬物アレルギー**
- ●受診科　：検査を施行した科，救命救急センター

Q4 寿司屋で，貝の刺身も含めて魚介類の刺身を食べたところ，蕁麻疹が出始め，気分不良となり意識が遠のいてきた．脈が触れにくい

A4
- ●原因疾患：食物による**アナフィラキシーショック**
- ●受診科　：救命救急センター（救急車利用）

歯科ではここに注意！

食物による蕁麻疹は重大なことに発展することは少ないが，薬物によるものではそうとも限らないので注意が必要である．歯科の場合，局所麻酔薬によるものがある．蕁麻疹とともに，咽頭や喉頭に血管性浮腫が生じると呼吸困難になり，アナフィラキシーショックでは血圧の低下が起こるので，ただちに救急車で医療機関に搬送する必要がある．

皮膚の症状
14. 皮膚に赤い発疹が出た

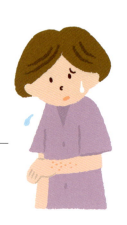

この症状のポイント！

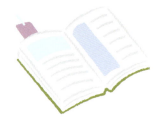

蕁麻疹以外の発疹の種類は多いです．にきびのようなものから全身の小さな赤い発疹(丘疹)のようなものまであり，かゆいものからかゆみのないものまで数は多いのです．真皮の血管拡張により起こる赤い斑点は紅斑と呼ばれます．膨疹(ぼうしん＝蕁麻疹)ほどではなくても隆起するものが多いですが，もちろん隆起しないものもあります．紫斑は真皮内に漏れた血液により生じます．掻痒感のある発疹が集まって，左右両側にほぼ同じ部位に同じようにできる湿疹はよく見られます．

皮膚の発疹は目につきやすいため，原因疾患のところで述べてあるように実に多くのものがあり，治療方法もさまざまです．多くはステロイド剤の塗布などで消退しますが，白癬菌による感染症の場合には正反対の治療であるのでかえって悪化します．また，内臓や全身の疾患により皮膚に症状が出ることがあり，この場合には原因に応じた治療を行う必要があり，外用薬は役に立ちません．

代表的な原因疾患と受診科

- ●原因疾患：湿疹，接触性皮膚炎，多形滲出性紅斑，薬疹，帯状疱疹，白癬(はくせん)，アトピー性皮膚炎，蕁麻疹，結節性紅斑，掌蹠膿疱症(しょうせきのうほうしょう)，全身性エリテマトーデス，シェーグレン症候群，皮膚筋炎，クレスト症候群，結節性動脈周囲炎，アレルギー性紫斑(アナフィラクトイド紫斑)，血小板減少性紫斑病，慢性色素性紫斑，アレルギー性血管炎，全身性強皮症，天疱瘡，尋常性乾癬，血友病，白血病
- ●受診科　：皮膚科，膠原病内科，血液内科

Q&A：患者さんから聞かれたら→具体的な症状から探る原因疾患と受診科

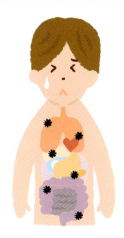

Q1 かゆいので気づくと顔や手足，胸や腹に普通の皮膚とは境界が鮮明な赤い斑点が隆起して生じた．徐々にこれらがつながって大きくなり，猛烈にかゆい

A1
- ●原　因：蕁麻疹(食物によることが多い)，原因不明，薬剤
- ●受診科：皮膚科

Q2 5歳小児．四肢末梢に少し大きなものから小さなものまで，青紫の少し盛り上がった斑点が生じた

A2
- ●原因疾患：**アレルギー性紫斑**(アナフィラクトイド紫斑)，**血友病**，白血病
- ●受診科　：皮膚科

Q3 軽くぶつけたところやぶつけた記憶のないところに，たくさんの紫斑が生じた

A3
- ●原因疾患：**特発性血小板減少性紫斑病**(皮膚以外，他の症状はない)，慢性色素性紫斑，**血友病**(男児)
- ●受診科　：皮膚科，血液内科

Q4 成人女性．鼻を挟んで顔の両側に蝶が羽を広げたような大きく少し隆起した赤い斑点がある．手指にも見られる

A4
- ●原因疾患：**全身性エリテマトーデス**
- ●受診科　：膠原病内科

Q5 顔や手足に斑点状に隆起した赤い発疹が見られる．かゆみはない

A5
- ●原因疾患：**皮膚筋炎**(内臓にがんがあることがある)
- ●受診科　：皮膚科，膠原病内科

Q6 掻痒感のある発疹がまとまって，左右両側同じ位置にできる．ほかに何も異常はない

A6 ●原因疾患：**湿疹**／●受診科：皮膚科

Q7 首や腹の衣服が擦れるところに沿って，赤い隆起した発疹の集まりができた．ときどきできる

A7 ●原因疾患：**接触性皮膚炎**／●受診科：皮膚科

Q8	真ん中を越えていないが，体の片側にはじめ赤い斑点がまとまって出現し，その後一部が水疱となる．ピリピリしてとても痛い．子どもの頃水ぼうそうにかかったことがある
A8	●原因疾患：**帯状疱疹**／●受診科：皮膚科

Q9	両側の下肢の膝から下にうす赤い2〜3 cm大のやや隆起した斑点ができて，押すと少し痛い．発熱がある(若い女性に多い)
A9	●原因疾患：**結節性紅斑**(細菌感染後，薬剤性，ベーチェット病，クローン病，原因不明が多い) ●受診科　：皮膚科，膠原病内科

Q10	境界が鮮明な銀白色のボロボロした落屑をともなう数ミリから数センチメートル大の紅斑が融合してみられる．少しかゆい
A10	●原因疾患：**尋常性乾癬**／●受診科：皮膚科

Q11	口の中がびらんし，体の皮膚にも水疱ができ，また水疱はびらんしてかゆくて痛い
A11	●原因疾患：**天疱瘡**／●受診科：皮膚科

Q12	足には以前からあったが，最近，股間に非常にかゆい湿疹様の異常が皮膚に出た．足のほうの境界ははっきりしないが，股間のほうは赤く境界鮮明で，少しずつ広がっている
A12	●原因疾患：**白癬**／●受診科：皮膚科

Q13	両足の足裏に搔痒感のある黄色い水疱がたくさんできた．しだいに乾いてボロボロ皮がむける．歯の治療で金属を使用している
A13	●原因疾患：**掌蹠膿疱症**(しょうせきのうほうしょう) ●受診科　：皮膚科

 歯科ではここに注意！

　歯科に関連するのは抗菌薬や鎮痛薬などの薬剤による副作用としての発疹と，顔や頭部がひどく痛くなる三叉神経領域の帯状疱疹である．帯状疱疹は発疹が出る前から電気が走るようなピリピリした激しい痛みがあるのが特徴である．顔の痛みを訴えて歯科を受診することもあり得るので見逃さないよう注意する．

皮膚の症状
15. 皮膚が青黒くなった

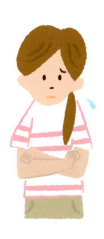

この症状のポイント！

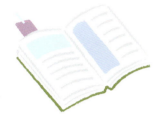

皮膚の一部が，気がつくと青黒くなっていることがありますが，思い出せない打撲があることが多いものです．

また，抗凝固薬（ワルファリン，その他の同様な薬剤）や抗血小板薬｛アスピリン®，クロピドグレル（プラビックス®）｝などを服用している患者さんに出ることが多い出血斑です．これは打撲後細い皮下の血管が切れて出血したもので，はじめは皮膚で隠され見えませんが，徐々に皮膚のほうにしみ出してくるもので，皮下出血斑の名残りです．強く打ち，骨折したときには痛みと同時に骨から出血することが多く，皮下に青黒い出血斑が出るのが特徴です．

代表的な原因疾患と受診科

- ●原　因：皮下出血（打撲後），骨折，抗凝固薬や抗血小板薬の服用
- ●受診科：整形外科（骨折），その他は経過観察でよい

Q&A：患者さんから聞かれたら→具体的な症状から探る原因疾患と受診科

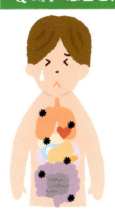

Q1 足のすねに2 cm大の青紫色の斑点ができた．その部分が少し痛い．抗血小板薬（アスピリン®）を長期間服用している

A1 ●原因：打撲による皮下出血／●受診科：必要ない

Q2 下駄を履いていて鼻緒が伸びて足をひねったところ，足の小指が痛い．しばらくしてその部分が青くなってきて，痛くて夜も眠れない

A2 ●原因：第5趾骨折／●受診科：整形外科

歯科ではここに注意！

青あざ（皮下出血）のある患者さんでは，抗凝固薬や抗血小板薬を服用している可能性を考える．また，血友病や白血病でも出血が止まりにくくなる．

皮膚の症状
16. 体がかゆい

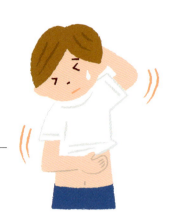

この症状のポイント！

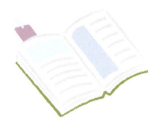

　最も多いのが加齢により皮膚が乾燥して起こる老人性掻痒症です．これは，特に病気というほどのものではありませんが，絶えずかゆくてたまらないという不快感と掻いた後の爽快感を認めます．これには皮膚に保湿剤を塗ることでよいと思います．

　また皮膚疾患では，通常，掻痒感が強いものです．全身あるいは内臓疾患でも，皮膚に目に見えるものはないのに掻痒感を呈することがあります．この原因は不明なことが多いです．

　ありふれたものでは虫さされがありますが，これは虫刺症といい，掻痒感が強く痛みをともなうものもあります．また，よく知られているものとしてアトピー性皮膚炎があります．この疾患の原因はよくわかっていませんが，それほど稀なものではありません．かゆみで生活に支障をきたすことがあります．

　また，ほかに全身がかゆくなるものと一部の身体部位がかゆくなるものがあり，皮膚の異常があるものと，一見したところでは皮膚に異常を見ないものとがあります．これらの所見から疾患の判断をつけることになります．

代表的な原因疾患と受診科

- ●原因疾患：**虫刺症，蕁麻疹，湿疹，アトピー性皮膚炎，尋常性乾癬，老人性掻痒症**，白癬，薬物アレルギー，**外陰部・肛門掻痒症**，内臓疾患（慢性腎不全，血液透析，肝硬変，慢性肝炎，甲状腺機能異常，糖尿病，血液疾患，悪性腫瘍），妊娠掻痒症，**心因性**
- ●受診科　：皮膚科，内臓疾患の専門科

Q&A：患者さんから聞かれたら→具体的な症状から探る原因疾患と受診科

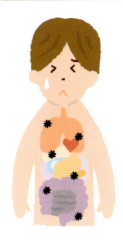

Q1	皮膚に発疹が出てかゆい →14.「**皮膚に赤い発疹が出た**」の項で個別に解説
A1	●原因疾患：14.で個別に説明した疾患／●受診科：皮膚科
Q2	上に述べたいろいろな内臓疾患のうちの一つがあるが，皮膚の異常はない
A2	●原因疾患：全身あるいは内臓の個々の疾患 ●受診科　：内臓疾患で通院している医師でよい
Q3	何も内臓の病気はないが，年をとってから特に冬に肌が乾燥してかゆい
A3	●原因疾患：**老人性掻痒症**（加齢による乾燥肌） ●受診科　：必要ない（肌を湿潤させるクリーム）
Q4	陰部や肛門が暖まるとかゆい
A4	●原因疾患：**心因性，トリコモナス感染症**，寄生虫，白癬 ●受診科　：皮膚科
Q5	足あるいは股間の皮膚に非常にかゆい湿疹様の異常が出た．足のほうの境界ははっきりしないが，股間のほうは境界鮮明で，少しずつ広がっている
A5	●原因疾患：白癬／●受診科：皮膚科
Q6	妊娠後期になって，皮膚に異常はないが全身がかゆい
A6	●原因疾患：**妊娠掻痒症**／●受診科：皮膚科，産婦人科
Q7	皮膚に異常はないが，かゆいので掻くと，掻いたところがミミズ腫れになる．最近ずっとそうである
A7	●原因疾患：**慢性蕁麻疹**（原因はいろいろあるが，不明なことも多い） ●受診科　：皮膚科

 歯科ではここに注意！

　体がかゆくても歯科で訴えることはないと思われるが，皮膚病や皮膚に異常が出ない内臓疾患やアレルギー疾患でも起こることがあることを知っておく．また，アトピー性皮膚炎などのアレルギー疾患と，う歯に詰めた金属との関連性も指摘されている．

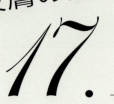
皮膚の症状 17. 足にブツブツができてかゆい

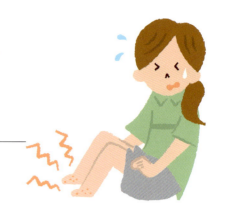

この症状のポイント！

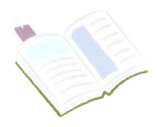

　最も多いのは左右対称性にできる湿疹です．ほかにも，白癬（はくせん＝水虫）や掌蹠膿疱症などがあります．湿疹は特に外からの刺激などなく，小発疹（発疹とは色，形など性状はいろいろで，小さなものから大きなものまである）ができたもので，通常，両側の同じところ（左右対称性）にできるのが特徴です．

　また，いわゆる水虫は湿潤しているところ，特に足の指の間にできやすく両足に広がります．暖まると非常にかゆいのが特徴です．掌蹠膿疱症は原因は不明ですが，足裏や手のひらなどに黄色い膿（うみ）のような液体が入った粒状の水疱がたくさんでき，これが乾燥して皮がボロボロ剥れる皮膚の病気です．水疱に細菌はいません．近年，歯科治療で使用した金属のアレルギーが原因ともいわれています．鎖骨などの局所の炎症も併発することが指摘されています．

代表的な原因疾患と受診科

- ●原因疾患：湿疹，白癬（水虫），掌蹠膿疱症，薬剤性発疹，接触性皮膚炎
- ●受診科　：皮膚科

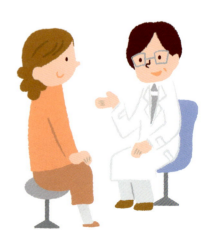

Q&*A*：患者さんから聞かれたら→具体的な症状から探る原因疾患と受診科

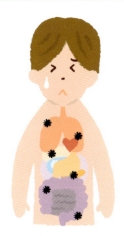

Q1 左右対称性にいくつか発疹ができてかゆい

A1
- ●原因疾患：**湿疹**
- ●受診科　：皮膚科

Q2 手のひらと足の裏にブツブツができ，水疱の中に膿(うみ)のようなものがある．きれいになっても皮膚が赤くかゆい．繰り返す．歯に金属の詰め物がある

A2
- ●原因疾患：**掌蹠膿疱症**
- ●受診科　：皮膚科，膠原病内科

Q3 両足の裏および足指の間が猛烈にかゆく，白い皮が剥ける

A3
- ●原因疾患：**白癬**(はくせん＝水虫)
- ●受診科　：皮膚科

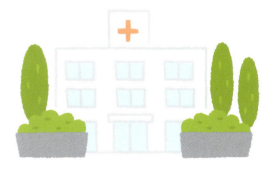

歯科ではここに注意！

　歯科用金属による金属アレルギーが注目されている．掌蹠膿疱症や扁平苔癬，接触性皮膚炎の原因となるとされる．掌蹠膿疱症では，肋骨や鎖骨の発赤・腫脹が見られることがある．原因の検索で金属アレルギーが原因と判断された場合，歯の詰め物などの金属除去による治療が効果的なことがある．

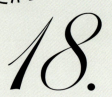

皮膚の症状 18. 皮膚に水疱ができて痛い

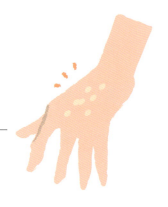

この症状のポイント！

体に水疱ができる場合，全身にできる場合と体の一部にできる場合があります．それによって原因が異なるのです．皮膚の病気が多いのですが，薬剤でも起こります．水痘（水ぼうそう）は成人でも免疫がないとかかる病気です．

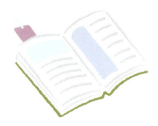

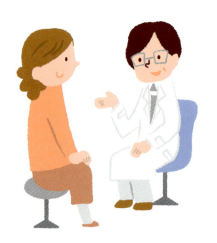

代表的な原因疾患と受診科

- ●原因疾患：火傷（やけど），帯状疱疹，薬疹（薬物アレルギー），水疱瘡（水痘），天疱瘡
- ●受診科　：皮膚科，小児科，膠原病・リウマチ内科

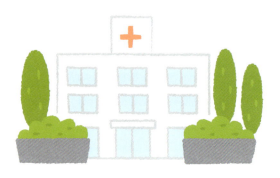

Q&A：患者さんから聞かれたら→具体的な症状から探る原因疾患と受診科

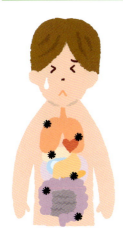

Q1 料理中，油が顔と手について水疱ができた

A1
- ●原　因：火傷
- ●受診科：皮膚科，外科開業医（水疱はつぶさないこと）

Q2 薬を飲み始めて3日目に，指に小さな水疱がたくさんできてかゆい

A2
- ●原因疾患：薬物アレルギー
- ●受診科　：皮膚科

Q3 胸あるいは背中，あるいは額の左右どちらかに発疹ができ，ビリビリ痛いと思っていたら水疱となり，その後もピリピリする痛みが続く．中心を越えて反対側にはない．子どもの頃，水ぼうそうになったことがある

A3
- ●原因疾患：帯状疱疹（帯状疱疹ヘルペス）
- ●受診科　：皮膚科

Q4 5歳男児．発熱とともに口の中に赤い斑点ができ，そうこうするうちに水疱を含む発疹が顔や体にできてきた

A4
- ●原因疾患：水痘（水ぼうそう）
- ●受診科　：小児科

Q5 中高年者．口の中がびらんし，体の皮膚にも水疱ができ，また水疱はびらんしてかゆくて痛い

A5
- ●原因疾患：天疱瘡（てんぽうそう）
- ●受診科　：皮膚科，膠原病内科

 歯科ではここに注意！

　口腔内には全身疾患の一つの局所症状として異常が現れることがある．麻疹のコプリック斑（白斑）はよく知られている．薬物によるアレルギー反応では，白血球減少の際の咽頭痛，口内炎や皮膚反応としての口腔粘膜の発疹や水疱を認める．また，尋常性天疱瘡でも口腔内に水疱やびらんが見られる．ベーチェット病の口腔内症状である再発性アフタ性口内炎もよく知られている．口腔内乾燥があるときには脱水や糖尿病だけでなく，ドライアイを呈するシェーグレン症候群を疑わなければならない．

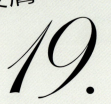

皮膚の症状 19. 軟らかいこぶが大きくなった

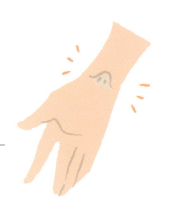

この症状のポイント！

軟らかさにはいろいろな程度があるが，骨のように硬くはないものを挙げると，皮下にできる脂肪腫，粉瘤（アテローマ，表皮嚢腫），リンパ節の腫大，手首などのよく動かす関節にできる嚢胞（ガングリオン，結節腫）などがあります．いずれも皮膚表面の色は正常ですが，膨隆していて押すと骨ほど硬くなく抵抗があります．リンパ節の場合には痛みがあることが多いです．また悪性のものもあり，すべてが良性のものではありません．

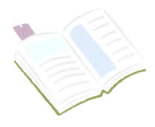

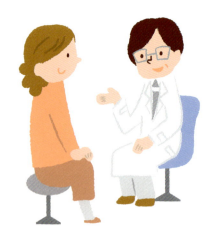

代表的な原因疾患と受診科

- ●**原因疾患**：**脂肪腫，粉瘤，ガングリオン，リンパ節腫脹，｛悪性腫瘍のリンパ節転移（胃，肺，食道のがん），悪性リンパ腫｝**，結核
- ●**受診科**　：皮膚科，外科開業医，整形外科

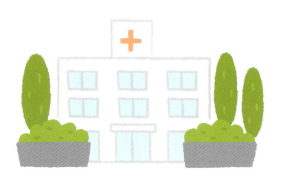

Q&A：患者さんから聞かれたら→具体的な症状から探る原因疾患と受診科

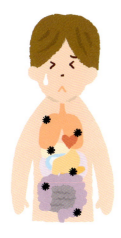

Q1 皮膚ごとふくれてきて，絞ると白い脂のようなものが出るが，出なくなったと思ったらもっとふくれてきた．比較的硬い（溜まっている白いものは皮膚から出た垢）

A1
- ●原因疾患：**粉瘤**
- ●受診科　：外科開業医，形成外科

Q2 手首に，硬いが押すと少し凹むこぶができた．痛くもかゆくもなく，皮膚の色は正常

A2
- ●原因疾患：**ガングリオン**
- ●受診科　：整形外科，形成外科

Q3 顎あるいは首，あるいは股の部分にいくつか腫れものができて，触ると少し痛い（顎の場合には歯が痛い，あるいは股の場合には同じ側の足に傷があることが多い）

A3
- ●原因疾患：**リンパ節腫脹（神経炎，感染症）**
- ●受診科　：歯科，外科開業医

Q4 髪の毛で見えないが，去年よりも大きくなったふくらみがある．皮膚の表面は正常で痛みはなく，押すと弾力性がありプヨプヨして軟らかい

A4
- ●原因疾患：**脂肪腫**
- ●受診科　：形成外科，外科開業医

Q5 鎖骨の上方のリンパ節が腫れて，触れると非常に硬く移動性がない．痛みはない

A4
- ●原因疾患：**悪性腫瘍のリンパ節転移**（胃，肺，食道のがん）
- ●受診科　：内科開業医，外科開業医，呼吸器内科

Q6 首のリンパ節と思われるところが腫れてきて，しばらく見ていたが良くならない．硬いが弾力性はあり，痛みはない

A6
- ●原因疾患：**悪性リンパ腫**，結核
- ●受診科　：血液内科，頭頸部外科

 歯科ではここに注意！

　口腔内の感染症も，歯茎から唾液腺までいろいろな部位に起こり，その場合には顎下リンパ節の腫脹が見られる．抗菌薬の投与を含めた適切な処置を要する．

皮膚の症状 20. ほくろが大きくなった

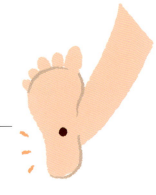

この症状のポイント！

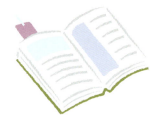

ほくろは人間であれば，すべての人に多数ある皮膚の小さな黒い斑点です．しかし突然，小さなほくろの周りにしみ出たような痕ができたり，大きくなってきたときには，悪性化した可能性があるので注意が必要です．足の裏や手足の指，爪にできたほくろについてはその大きさが変化した場合，皮膚科を受診することをお勧めします．ほくろの数や大きさが問題というわけではなく，足底や手足の指のほくろのサイズが大きくなってきたり，周囲に黒っぽい色がしみ出してくるなどしなければあまり心配はありません．

海外では，日光浴で紫外線を浴びることにより，体表の皮膚の悪性黒色腫が皮膚がんとしてかなりの頻度で見られますが，わが国ではそれほど多いものではありません．しかし，上述したように足の裏や手足の指にできることが多いのが特徴です．

代表的な原因疾患と受診科

●原因疾患：ほくろ，悪性黒色腫／●受診科：皮膚科

Q&A：患者さんから聞かれたら→具体的な症状から探る原因疾患と受診科

Q1 足の裏をあまり見ることがないので気がつかなかったが，ほくろが大きくなっている

A1 ●原因疾患：悪性黒色腫／●受診科：皮膚科

Q2 隆起したほくろに毛が生えていたが，最近そのほくろが大きくなってきて，周りににじんだような痕ができた

A2 ●原因疾患：悪性黒色腫／●受診科：皮膚科

歯科ではここに注意！

ほくろは，稀だが口腔粘膜に生じることもある．拡大するようなら注意を要する．また，口腔粘膜下の小血腫と鑑別を要する．

CHAPTER 3

頭と顔の症状 (21〜44)

　頭や顔の症状というと，いろいろ難しく考えてしまうかもしれません．確かに難しい疾患もあることはありますが，私の専門であるということを差し引いても，それほど複雑なものではありません．ここでは，症状が現れたときに考える道筋を記します．いくつか副症状を見つけ出し，どのような疾患の疑いがあるかまで到達していただいて，適当な科を受診してください．実にたくさんの症状がみられますが，頭部と顔面はいろいろな機能をもつ部位なので当然といえます．

　顔の左右には，脳から出ている12対の脳神経が伸びています．その異常で疾患がわかることもあるのです．脳神経は，脳の上のほうから出る順番によって番号がつけられています(表1)．

　このように顔面と頭部にはさまざまな神経の機能があり，これらが表情も含めて人間らしさを表しています．そのほか，頭部にはヒトが人であるために必要で大切な脳があり，脳の異常はヒトの精神や神経機能に重大な影響を与えます．異常が起こると，異常とわかりにくいちょっとしたものから，はっきりとわかるものまで症状として現れます．言語機能，認知機能，運動機能，感覚機能に影響が現れるので，詳細にこれらの症状を見極める必要があります．

表1　12対の脳神経とその働き

Ⅰ. 嗅神経　　　臭いを感じる

脳腫瘍やひどく頭を打った時など，この神経が傷つき臭いがわからなくなることがあるが，片方残っていれば臭いは感じられる

Ⅱ. 視神経　　　ものを見る

脳腫瘍，頭部外傷，脳圧亢進（硬い骨に囲まれた脳内に異物が生じ，脳にかかる圧が上がること），脳血管障害（脳梗塞や脳出血など），目の病気などで目が見えにくくなる，あるいは視野が狭くなるなどの異常が現れる

Ⅲ. 動眼神経
Ⅳ. 滑車神経　　　眼球をスムーズに動かす
Ⅵ. 外転神経

脳腫瘍，頭部外傷，脳圧亢進，脳の変性疾患，糖尿病などで障害を受け，ものが二重に見える（複視）などの症状が現れる

Ⅴ. 三叉神経　　　顔面と頭部の感覚を司る

噛むときに必要な神経．障害が起きると顔の感覚がなくなったり，逆に激しい痛みがでたりする

Ⅶ. 顔面神経　　　顔を動かしたり表情をつくる筋肉を支配

唾液や涙の分泌や，舌の前のほうの味覚もこの神経の働きによる．障害されると，顔がだらりとなり表情がなくなったり唾液や涙が出なくなる

Ⅷ. 前庭蝸牛神経　　　聴覚や平衡感覚を保つ
　（聴神経）

障害されると耳が聞こえなくなったり，めまいが起こる

Ⅸ. 舌咽神経　　　ものを飲み込む働きや，舌の後ろのほうの味覚を司る

異常が起きると舌の奥のほうの味がわからなくなったり，のどの奥の感覚が鈍麻したり，ものが飲み込めなくなったりする

Ⅹ. 迷走神経　　　のどのあたりから喉頭，心臓や腹部の臓器まで伸びる

あまりにも体の遠くまで伸びて広く分布するため，「迷走」する神経と名づけられた．障害されると声がかすれたり出にくくなったり，嚥下（飲み込み）がうまくいかなくなったり，心臓の拍動に影響が出たりする．内臓には副交感神経として働く

Ⅺ. 副神経　　　肩や首の筋肉を動かす

障害されると首や肩の動きが弱くなる

Ⅻ. 舌下神経　　　舌を動かす

障害されると舌をうまく動かせなくなり，しゃべったり食べたりするのが下手になる．舌を突き出そうとすると，まっすぐ出せずに曲がってしまう

頭と顔の症状 21. 意識を失って倒れる

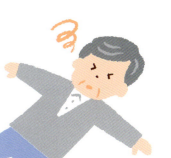

この症状のポイント！

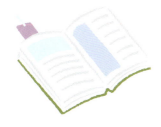

いろいろな疾患があります．すぐに回復するものから，回復に時間のかかるもの，回復困難なものなどがあります．いちばん多いのがすぐ回復する失神です．

失神の原因はいろいろありますが，基本的に脳へ運ばれる血液が少なくなって意識を失うものです．特にわかりやすい失神は，子どもの頃朝礼で長く立っていて倒れる場合です．脳のエネルギー源は酸素とブドウ糖で，これらは血液によって脳へ運ばれます．1分間に60〜80回の脈拍により意識を保っていられますが，3秒程度脈が止まっても失神を起こします．

失神は突然起こる一時的な意識消失で，何事もなくすぐ元に戻ります．また，ほかに時間とともに元に戻るものには，次項 22.「**意識が短時間途絶える（しかし倒れない）**」に記すものとは異なった種類の「てんかん発作」があります．脳の一部が異常な興奮を起こし，突然意識を失って倒れ手足をバタバタさせ（けいれん発作），唸りながら歯を食いしばり泡を吹きます．てんかんの場合には意識が回復してもしばらく頭痛があったり，ボーッとしていることが多いのが特徴です．

このほかに脳卒中や脳腫瘍など，脳に異常な事態が起こり手足の症状を起こすものもあります．この場合には程度により，また治療結果により回復の度合いが異なります．また，疾患からの回復具合により治るものですが，発熱など全身の異常によって意識の混濁が起こることもあります．

すぐ回復する失神については通常，それほど心配することはありません．不整脈による失神にはペースメーカなどの治療が必要なものもあります．また，失神は貧血や脱水症のような全身の問題が素地にあると起こりやすいことがあります．

ちょっと変わった失神に，排尿失神という疾患があります．若い男性に起こり，排尿と同時に自律神経反射で意識を失うというものです．飲酒した後などによく見られます．このとき危険なのは，むしろ倒れたときに頭部の打撲を起こすことです．咳失神という疾患も咳をひどく繰り返すと起こるのですが，同じようなことが言えます．

代表的な原因疾患と受診科

- **原因疾患**：**失神**（血管緊張低下，起立性低血圧，頸動脈洞反射，排尿失神，不整脈，咳失神，低酸素，低血糖，過換気症候群，ヒステリー），**てんかん**，**脳卒中**（**脳出血**，**脳梗塞**，くも膜下出血），脳腫瘍，**全身の異常**（高熱，脳炎，髄膜炎，急性アルコール中毒）
- **受診科**：脳神経外科，神経内科，精神科

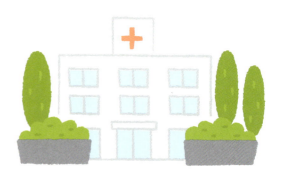

Q&A：患者さんから聞かれたら→具体的な症状から探る原因疾患と受診科

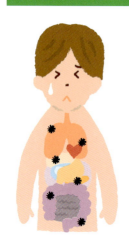

Q1 一時的（数秒〜数十秒）な意識消失発作．すぐに元に戻り，ほかには何も症状がない

A1
- **原　因**：失神（いろいろな原因→上記）
- **受診科**：脳神経外科，神経内科，循環器内科，小児科

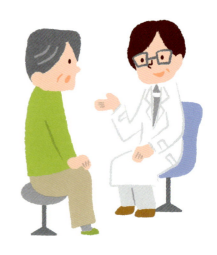

Q2　けいれん発作らしいものがあり(あるいは，だれも見ていなかったので，けいれん発作の有無は不明)，意識回復後もボーッとしており，頭痛があり筋肉痛がある．突然倒れる前に眼前暗黒感がなかった．以前にも起きたことがある

A2　●原因疾患：**てんかん**(てんかんの原因にも生まれつきのものから，脳卒中後遺症や脳腫瘍によるものなど種々ある)
　　●受診科　：脳神経外科

Q3　麻痺はないが突然の激しい頭痛，嘔吐，意識回復後も頭痛が続く

A3　●原因疾患：**くも膜下出血**
　　●受診科　：脳神経外科(救急車利用)

Q4　手足の麻痺がある

A4　●原因疾患：**脳卒中(脳出血，脳梗塞，くも膜下出血)，脳腫瘍**
　　●受診科　：脳神経外科，救命救急センター(救急車利用)

Q5　意識が回復しないし，麻痺も回復しない
　　→きわめて危険な状態で，すぐ救急病院に搬送が必要

A5　●原因疾患：**重症脳卒中(脳出血，脳梗塞，くも膜下出血)**
　　●受診科　：救命救急センター，脳神経外科(救急車利用)

歯科ではここに注意！

　脳卒中は緊急を要する．また，診療中に患者さんが失神したり，てんかん発作を起こす可能性もある．歯科診療では，診療とは関係がないため自分で既往歴を言わない患者さんも多いのではないかと思われる．不整脈で失神したり，てんかんの発作で全身けいれんや複雑部分発作を起こした場合には，治療を中止して救急車を呼ぶ．

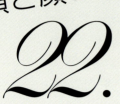

頭と顔の症状 22. 意識が短時間途絶える（しかし倒れない）

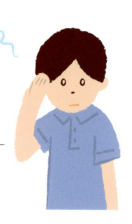

この症状のポイント！

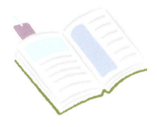

意識が途絶えるのですが，倒れません｛バタッと倒れる場合（失神）は脳，心臓あるいは全身の他の病気によるものです｝．意識だけが途絶えます．意識が途絶えている間は，他人から見ると一見なんでもないようにも見え，本人にだけ記憶がないというものです．これはてんかんの一種で，複雑部分発作といい，よく見ると他人から見てもおかしい状態とわかるはずです．数十秒から2，3分ですぐ元に戻ります．

脳の側頭葉に発作の原因があります．海馬（かいば）という脳の深部にある部位の異常や，側頭葉の腫瘍によって起こります．大きな全身のけいれん発作が続くと，年月を経てから起こる場合もあります．本人は気づかず，家族に指摘されてわかることが多いと思います．

てんかんの専門家がいる脳神経外科を受診することをお勧めします．治療効果の高い疾患です．

代表的な原因疾患と受診科

- ●原因疾患：てんかん（複雑部分発作）
- ●受診科　：脳神経外科

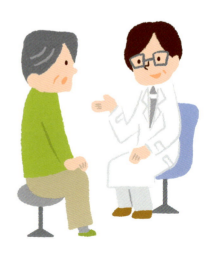

Q&A：患者さんから聞かれたら→具体的な症状から探る原因疾患と受診科

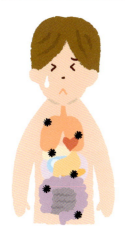

Q1 話をしていて，突然おかしなしぐさ（手でバッグの中を探すような動作，舌なめずりをする，「ウーッ」という声を出す，おかしな方向をじっと凝視する）をし，1，2分たって元に戻り，会話ができるようになった

A1
- ●原因疾患：てんかん（複雑部分発作）
- ●受診科　：脳神経外科，精神科

Q2 自転車に乗っていたが，突然止まりボーッとしている（近くの人が気づいて声をかけたが返事がなかった）．しばらくして自転車を押し始めたが，この間の記憶がない

A2
- ●原因疾患：てんかん（複雑部分発作）
- ●受診科　：脳神経外科

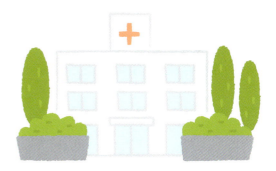

🦷 歯科ではここに注意！

　診療中，話を聞かず呼びかけても反応のない場合，てんかんの一種で複雑部分発作であるかもしれない．意識をなくすわけではないが，反応がなくなる．少しすれば元に戻るが，歯科治療中にも起こり得るので，その場合は治療を休止する必要がある．

頭と顔の症状 23. おかしなことを言う

この症状のポイント！

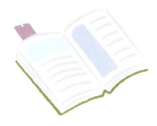

家族が気づくことが多いのですが，見当はずれの言動が目立つようになると対処が必要です．たとえば，同じことを繰り返して言ったり問いかけに正しく返答しない，言うことを聞かないなどです．おかしなことや見当はずれのことを言っても，正すことによって納得する場合にはほとんど問題はありませんが，修正不可能な状況に至れば，認知症がかなり進行していると考えられます．

頭を打って気がつき，頭を打つ前のことを覚えておらず，何度も同じことを聞くなどの症状が起こることがあります．これは，打った後しばらくの記憶もなくなっていて同じことを聞くのです．外傷性健忘といって，頭を打った前後のことを忘れてしまい同じことを聞くのが特徴です．

代表的な原因疾患と受診科

- ●**原因疾患**：**認知症**（アルツハイマー型，レビー小体型，脳血管性），**統合失調症**，頭部外傷後健忘（1日たてば治る），**脳卒中**（小さな出血や梗塞），一過性全健忘，**コルサコフ症候群**（種々原因がある），**脳腫瘍**，多発性硬化症，正常圧水頭症，薬物中毒，ビタミン欠乏症，**慢性硬膜下血腫**
- ●**受診科**：神経内科，脳神経外科，精神科

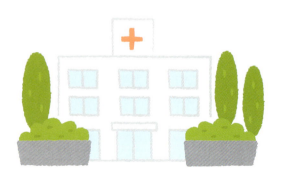

Q&A：患者さんから聞かれたら→具体的な症状から探る原因疾患と受診科

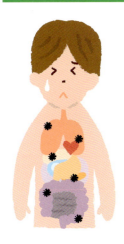

Q1 おかしなことを言うのみで，他の症状がない
→手足の症状もなく言葉が流暢な場合には，以下のものが考えられる（「電波で聞こえる」，「言わされている」などの言動があれば，精神科の病気である可能性が高い）

A1
- ●原因疾患：**認知症**（アルツハイマー型，レビー小体型，脳血管性），**統合失調症**
- ●受診科　：神経内科，脳神経外科，精神科

Q2 言葉づかいの異常がある．うまく言葉がでない
→突然起こった場合は脳卒中のようなことが多いが，突然かどうかわからない場合もある．朝起きたらそうだったような場合である

A2
- ●原因疾患：**脳卒中，脳腫瘍**，慢性硬膜下血腫，多発性硬化症，正常圧水頭症
- ●受診科　：脳神経外科，神経内科

Q3 歩き方がおかしいなど，明らかな麻痺がある
→手足の異常もある場合，頭の中に異常がある可能性が高い

A3
- ●原因疾患：**脳卒中，脳腫瘍，慢性硬膜下血腫，多発性硬化症，正常圧水頭症**
- ●受診科　：脳神経外科，神経内科

Q4 一見して話は通じるようにみえ，返答は良いが，しばらくするとまったく覚えておらず，記憶が10秒と続かないようだ

A4
- ●原因疾患：**コルサコフ症候群**（原因はさまざま），視床性記憶障害（脳卒中や脳腫瘍によることが多い）
- ●受診科　：神経内科，脳神経外科

 歯科ではここに注意！

　認知症や統合失調症の一部の患者さんでは，聞きわけがない場合，治療しにくいかもしれない．脳卒中後遺症で言語機能が低下していて意思の疎通がとりにくい場合もある．アルツハイマー型認知症以外にも，上述したような脳の病気で，意思をうまく伝えられなかったり，認知症の症状を呈することがある．

頭と顔の症状

24. 忘れっぽい

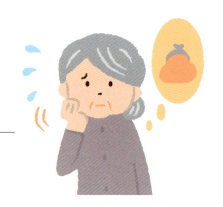

この症状のポイント！

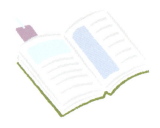

物忘れには年齢相応のものがあることも事実です．これを見分けなければなりません．人間だれしも高齢になると，人の名前を忘れたり芸能人の名前も出てこなかったりします．加齢によるものは致し方ないことで，忘れっぽくなったことを自覚している人はあまり心配することはありません．

トイレの水を流すのを忘れたり，何かをしていてその場を離れたとき忘れてそのままにしてしまうことなど，一日に同じ間違いを2回以上するようなときは注意が必要です．さらに自分が忘れっぽいことを自覚せず，注意されて反論するような場合は異常である可能性があります．

代表的な原因疾患と受診科

- ●**原因疾患**：**加齢**（異常ではない），**認知症**（アルツハイマー型，レビー小体型，脳血管性），**脳血管障害**（海馬や視床領域の梗塞），一過性全健忘，**コルサコフ症候群**（種々原因がある），脳腫瘍，正常圧水頭症，パーキンソン病
- ●**受診科**：神経内科，精神科，脳神経外科

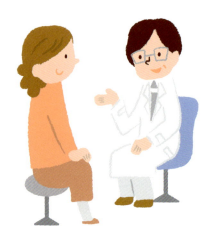

Q&A：患者さんから聞かれたら→具体的な症状から探る原因疾患と受診科

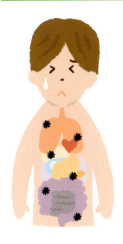

Q1 忘れっぽいだけではなく，話の内容もおかしい
→23.「おかしなことを言う」とほとんど同じで，記憶障害があるため，おかしなことを言うということが起こる．同じことばかり言ったり，聞いたことをすぐ忘れる，聞き分けがないなど，家族以外の人が見ておかしいと気づく場合は進行した認知症が疑われる（突然に起こることではないので，通常はそこまでに至る前に気づかれる）

A1
- ●原因疾患：**認知症，脳血管障害**，脳腫瘍
- ●受診科　：神経内科，脳神経外科

Q2 歩くのが遅い．歩き始めがうまくいかない．顔の表情が乏しくなった
→パーキンソン症状が混在していることがある

A2
- ●原因疾患：**レビー小体型認知症**，パーキンソン病および症候群
- ●受診科　：神経内科

Q3 尿失禁がある．歩行もスムーズでなく歩行障害がある．歩くのが遅く小刻み

A3
- ●原因疾患：正常圧水頭症
- ●受診科　：脳神経外科

Q4 一見して話は通じるようにみえ，返答は良いが，しばらくするとまったく覚えておらず，記憶が10秒と続かないようだ

A4
- ●原因疾患：**コルサコフ症候群**（原因はさまざま），視床性記憶障害（脳卒中や脳腫瘍によることが多い）
- ●受診科　：神経内科，脳神経外科

Q5 80歳女性．人の名前が出てこない．記憶力がとても悪くなった気がする．昔はこんなことはなかった．ものをどこに置いたかよく忘れる

A5
- ●原　因：加齢
- ●受診科：必要なし
（一日に２度以上同じ忘れ方をしたら，神経内科受診）

 歯科ではここに注意！

すぐ忘れてしまうために作話をしてみたり，同じことを繰り返して言うので，前項23．「おかしなことを言う」と類似の症状となる．病的なものは認知症と呼ばれる．当然ながら歯科診療には家族の同伴が必要になる．

頭と顔の症状
25. ろれつが回らない

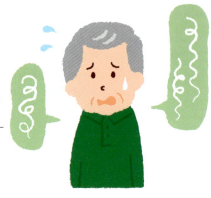

この症状のポイント！

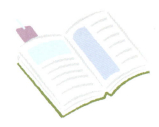

　いろいろな状況があります．似ているが2つの異なった病状で，失語という状態と構音障害（または構語障害）という状態があります．前者は言おうとする言葉が出ません．あるいは言われたことが理解できません．後者は言いたいことはわかるのですが，まさにろれつが回らず言葉に出しにくいのです．どちらも医療者以外の人にはろれつが回っていないようにみえますが，まったく異なるものです．

　失語症は優位半球の言語機能を司る部位が障害を受けた場合に起こり，脳卒中の後遺症のことが多いです．構語（音）障害は脳の運動野の障害だけでなく，口，咽頭，喉頭の局所における筋肉の麻痺（顔面神経を含む脳神経麻痺の関与する場合がある）によっても起こります．真にろれつが回らないという表現は後者によるものです．脳卒中（脳出血や梗塞）後遺症によるものが多いです．最近起こったという場合には脳の検査が必要です．

代表的な原因疾患と受診科

- ●**原因疾患**：**薬物過剰摂取（アルコールも含む），脳腫瘍（大脳，小脳），脳卒中（大脳あるいは小脳の出血，梗塞），神経変性疾患（筋萎縮性側索硬化症，パーキンソン病，筋肉の疾患，脊髄小脳変性症）**，種々脳炎，その他神経内科疾患（ギラン・バレー症候群，重症筋無力症，多発性硬化症など），顔面神経麻痺（ベル麻痺），**咽頭疾患・喉頭疾患（神経麻痺や腫瘍**など），破傷風，毒素中毒
- ●**受診科**：脳神経外科，神経内科，耳鼻咽喉科

Q&A：患者さんから聞かれたら→具体的な症状から探る原因疾患と受診科

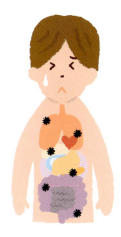

Q1 しゃべりにくさ以外の症状がまったくないとき

A1
- ●原因疾患：**咽頭あるいは喉頭の神経麻痺あるいは腫瘍**
- ●受診科　：耳鼻咽喉科

Q2 飲み込みが悪く，むせて咳き込む症状もあるとき

A2
- ●原因疾患：**神経変性疾患**（筋萎縮性側索硬化症，パーキンソン病，**筋肉の疾患**，**脊髄小脳変性症**など），その他の**神経内科疾患**（ギラン・バレー症候群，重症筋無力症，**多発性硬化症**など），**脳腫瘍**，**脳血管疾患**，**咽頭疾患・喉頭疾患**
- ●受診科　：神経内科，脳神経外科，耳鼻咽喉科

Q3 突然しゃべりにくくなり，同時に顔や手足の麻痺も起こった場合

A3
- ●原因疾患：**脳卒中**（大脳あるいは小脳の出血，梗塞），**顔面神経麻痺**（ベル麻痺），**咽頭あるいは喉頭の神経麻痺**（脳に問題があることもある）
- ●受診科　：脳神経外科，神経内科，耳鼻咽喉科

Q4 突然ではない場合
（耳鼻咽喉科疾患以外は手足の運動障害も伴うことがある）

A4
- ●原因疾患：**脳腫瘍**，**神経変性疾患**（筋萎縮性側索硬化症，**筋肉の疾患**，**脊髄小脳変性症**など），脳炎，その他神経内科疾患，**咽頭腫瘍・喉頭腫瘍**
- ●受診科　：脳神経外科，神経内科，耳鼻咽喉科

Q5 両まぶたが下がり，開かなくなるとき

A5 ●原因疾患：**重症筋無力症** ／●受診科：神経内科，眼科

Q6 徐々につらくなってきたが，病院で頭のMRIを検査しても異常が見つからないとき

A6
- ●原因疾患：**神経変性疾患**（筋萎縮性側索硬化症，**筋肉の疾患**）
- ●受診科　：神経内科

🦷 歯科ではここに注意！

脳卒中（脳出血や脳梗塞）が最も危険．診療中に起こる可能性もある．その場合は治療を中止して救急車を呼ぶ．

頭と顔の症状

26. 頭が痛い

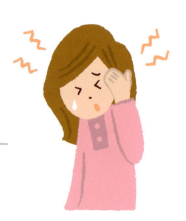

この症状のポイント！

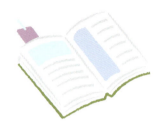

頭痛には頭蓋骨（頭の骨）の中の原因によるものと，外の原因によるものがあります．外の原因によるものは，つらいことはつらいのですが，ほとんど命の危険性はありません．骨の中の原因は重大なものが多く，生命の危険性もあります．この場合には頭全体の痛みであることが多く，医科の受診を急がなくてはなりません．片側だけあるいは局所的な痛みは，頭の中ではなく骨の外の神経の痛みのことが多いです．

頭痛の原因は実に多くあります．そして，頭痛は国際的な分類によって仕分けされています．しかし，頭蓋骨の外の頭痛に関してはその実態が不明なことが多く，分類されてはいるものの実際のところ判然としません．これらについては片頭痛，群発頭痛，筋緊張性頭痛などが代表的なものですが典型的なものは少なく，それゆえ診断は大まかなものになってしまわざるを得ません．

いずれにしても神経の痛みであることは間違いなく，危険性はなくてもつらいことには変わりないので，何らかの治療を受けることが必要でしょう．ここではいくつかの頭痛について記していますが，これらは比較的原因が明らかなものを取り上げました．発熱時の頭痛はよく見られます．

また特殊な顔の痛みで，食べたりしゃべったり，歯を磨いたりするときに片側の顔に電気が走るような痛みが起こる，三叉神経痛と呼ばれる疾患があります（30.「顔が痛い」参照）．もやもや病は半数以上が小児の病気ですが，頭痛を訴えることが多いのも特徴です．炎天下で運動をしていて，熱中症を起こしても初期に頭痛が起こります．

代表的な原因疾患と受診科

- ●原因疾患：頭蓋骨内のもの（くも膜下出血，脳出血，ウイルス性脳炎，髄膜炎，脳膿瘍，脳腫瘍，慢性硬膜下血腫，低髄圧症候群，もやもや病），頭蓋骨外のもの（片頭痛，緊張型頭痛，群発頭痛，発作性片側性頭痛，薬剤性頭痛），三叉神経痛，熱中症，**起立性調節障害**
- ●受診科：脳神経外科，神経内科

Q&A：患者さんから聞かれたら→具体的な症状から探る原因疾患と受診科

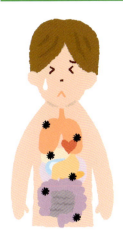

Q1 吐き気があり，吐く

A1
- ●原因疾患：くも膜下出血，脳腫瘍，脳炎，脳膿瘍，低髄圧症候群，片頭痛，群発頭痛
- ●受診科　：脳神経外科，神経内科

Q2 意識の消失(一時的 or 持続的)があり吐く

A2
- ●原因疾患：くも膜下出血，脳膿瘍，脳炎
- ●受診科　：脳神経外科，神経内科

Q3 頭痛，嘔吐に加えて手足の麻痺がある

A3
- ●原因疾患：脳腫瘍，脳炎，脳膿瘍，脳出血，くも膜下出血
- ●受診科　：脳神経外科

Q4 突然の激しい頭痛と嘔吐(経験したことがないくらいの激しい頭痛が突然起こり，嘔吐する場合)．意識を失うこともある

A4
- ●原因疾患：くも膜下出血
- ●受診科　：救命救急センター，脳神経外科(救急車利用)

Q5 起き上がると前頭部痛と首の後ろに引っ張られるような痛みが起こるが，横になると楽になる

A5
- ●原因疾患：低髄圧症候群
- ●受診科　：脳神経外科

Q6 片側の顔に，食べたりしゃべったり，歯を磨いたりするときに電気が走るような痛みが生じる

A6
- ●原因疾患：三叉神経痛
- ●受診科　：脳神経外科，歯科ペインクリニック

Q7 頭痛は鈍痛程度だが，1か月以上前に頭を強く打ったことがあり，歩行がフラフラするようになった

A7
- ●原因疾患：慢性硬膜下血腫
- ●受診科　：脳神経外科

Q8	頭の片側のズキンズキンする痛みがあり，痛みが始まる前に目の前がチカチカする発作があることが多い．以前からときどき繰り返し，ときに嘔吐する．頭痛が消えれば特に問題ない →女性に多いのが特徴．検査しても異常がない
A8	●原因疾患：**片頭痛** ●受診科　：神経内科，脳神経外科
Q9	片方のこめかみあたりを中心にきりきり痛む頭痛があり，同じ側の目の奥の痛みも起こる．同じ側で涙が出たり鼻水が出たり鼻が詰まったりする．1～2年に何回か起こり，始まると一定期間毎日繰り返す →男性に多い．検査しても異常がない
A9	●原因疾患：**群発頭痛** ●受診科　：神経内科，脳神経外科
Q10	子どもなのに頭痛持ち．(子どもで)泣いたり，かけっこしたり，ラーメンを食べたり，笛を吹いたりすると手足が動かなくなる(ときに家族に同じ症状がある)
A10	●原因疾患：**もやもや病**／●受診科：脳神経外科
Q11	子どもで頭痛持ち．急に立ったりすると頭痛があり，学童や中学生では朝礼で気分不良となり倒れることもある
A11	●原因疾患：**起立性調節障害**／●受診科：小児科
Q12	炎天下で無理をして部活の野球をやっていたが，フラフラし始め頭痛を訴えた．そのうち気分不良となり立てなくなった．意識ももうろうとしている
A12	●原因疾患：**熱中症**／●受診科：救急科，救命救急センター(救急車)

 歯科ではここに注意！

頭痛の原因として，顎関節症により起こるものがある．頭部と同じ三叉神経の痛みで，関連痛として頭も痛く感じる．ただし，頭蓋内の原因による危険な頭痛を否定しておかなければならない．

頭と顔の症状 27. 顔つきが変わったと言われる

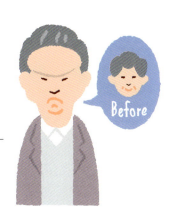

この症状のポイント！

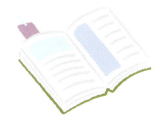

顔貌は徐々に変化するので，長期間での変化では自分ではわからないことがあります．ずっと昔の写真と見比べてみることが重要です．

病的に変化する場合には，咬み合わせが悪くなった，額や顎が突き出てきた，舌が大きくなった，唇が分厚くなったなど他人から指摘されることが多く，これは末端肥大症という疾患です．子どものうちに発症すると巨人症になり，成人してからでは末端肥大症となります．下垂体から成長ホルモンが過剰に分泌されることが原因で起こります．指が太くなり，背が伸びることもあります．足や手の末端が肥大してきた，靴が履けなくなって靴のサイズが大きくなったなどの症状が出ることがあります．糖尿病や高血圧，心臓病を合併することが多い疾患です．

これとは別に目が飛び出てきて(眼球突出)，顔つきが変わる場合もあります．

代表的な原因疾患と受診科

- ●原因疾患：**下垂体腺腫(巨人症，末端肥大症，クッシング症候群)**，異所性成長ホルモン産生腫瘍，**眼球突出(バセドウ病，眼窩内腫瘍，海綿静脈洞血栓症，海綿静脈洞硬膜動静脈瘻，眼窩静脈瘤)**，**Quincke(クインケ)浮腫**，加齢，薬剤
- ●受診科　：脳神経外科，内分泌代謝内科，眼科

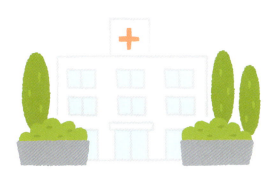

Q&A：患者さんから聞かれたら→具体的な症状から探る原因疾患と受診科

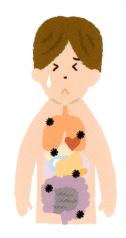

Q1 咬み合わせが悪くなり，額が突き出てきた，舌が大きくなった，唇が分厚くなった，指が太くなり，身長が異常になった，足や手の末端が肥大してきた，これまでの靴が履けなくなった

A1
- ●原因疾患：**成長ホルモン分泌下垂体腺腫**（末端肥大症，巨人症）
- ●受診科　：脳神経外科，内分泌代謝内科

Q2 顔が満月様になり，足は細いが胴体の部分が太ってきて，お腹の皮膚に数本線が入っている，肩にこぶがある

A2
- ●原因疾患：**副腎皮質刺激ホルモン分泌下垂体腺腫**
　　　　　　（クッシング病）
- ●受診科　：内分泌代謝内科，脳神経外科

Q3 顔つきが変わった
（ステロイドホルモン長期服用で顔が満月様になる，また病気が原因で，顔が太ったりやせたりして顔つきが変わることもある）

A3
- ●原　因：加齢によるもの（以前の面影は残している），薬剤，種々の疾患
- ●受診科：内科開業医，薬剤を処方している医師

Q4 片方の目が飛び出してきたことを指摘された．そういえば飛び出ている．痛くも何ともない．見た感じは，飛び出ている以外には異常はない．眼球は押しても引っ込まない

A4
- ●原因疾患：**眼窩内腫瘍**
- ●受診科　：脳神経外科，眼科

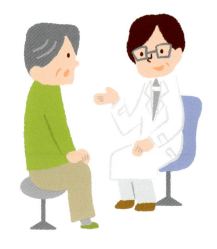

Q5	片方の目が飛び出してきたことを指摘された．そういえば飛び出ている．痛くも何ともない．見た感じは，飛び出ている以外には異常はない．眼球は押すと容易に引っ込み，下を向くと余計に出てくる
A5	●原因疾患：**眼窩静脈瘤** ●受診科　：脳神経外科，眼科
Q6	両目が飛び出てきた．最近，脈が速く発汗が多い．手指が震える．やせてきた．首の，のどのあたりが腫れているようだ
A6	●原因疾患：**バセドウ病** ●受診科　：内分泌代謝内科
Q7	ザッザッという耳鳴りがするようになり，両目が飛び出てきた．よく見ると両目が充血している
A7	●原因疾患：**海綿静脈洞硬膜動静脈瘻** ●受診科　：眼科，脳神経外科
Q8	顔の一部（まぶたや唇），あるいは体の一部が腫れる．赤みやかゆみはない
A8	●原因疾患：**血管神経性浮腫（Quincke クインケ浮腫）** ●受診科　：皮膚科

 歯科ではここに注意！

　咬合がうまくいかなくなり歯科を受診する患者さんの中で，顔つきが変わり下顎の突出や眉間の突出，口唇の肥大などが見られる場合，特に四肢末端肥大の特徴的所見があれば，成長ホルモン産生下垂体腺腫が疑われる．

　また，片目の突出，あるいは両目の結膜充血に気づいたときには，眼窩内腫瘍や硬膜動静脈瘻など，眼窩内から深部の異常を疑う．

頭と顔の症状
28. 顔色が悪い

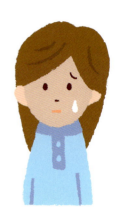

この症状のポイント！

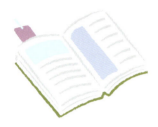

　最も注意すべきものは貧血ですが，そのほかにも血圧が下がったとき，船酔い，車酔いなどで気分が不良となったときに顔色は青ざめます．貧血の原因には多くのものがあり，下まぶたの結膜を見るとよくわかりますが，本当に貧血かどうかは受診先での検査によります．

代表的な原因疾患と受診科

- ●**原因疾患**：貧血（月経過多，**鉄欠乏性貧血**，**慢性疾患による貧血**，薬剤性，ビタミンB_{12}あるいは葉酸の欠乏，肝臓疾患，悪性貧血，再生不良性貧血，骨髄異形成症候群，白血病，リンパ腫，多発性骨髄腫，溶血性貧血），自律神経系異常による体調不良，**凝固因子異常**（血友病，肝臓病），**紫斑病**，**胃・十二指腸潰瘍**，消化管出血，子宮外妊娠
- ●**受診科**：総合内科，血液内科，消化器内科

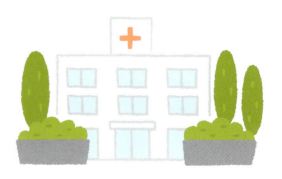

Q&A：患者さんから聞かれたら→具体的な症状から探る原因疾患と受診科

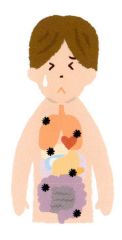

Q1 胃の手術後

A1
- ●原因疾患：ビタミン B_{12} 欠乏
- ●受診科　：手術を受けた病院

Q2 出血斑，紫斑がある

A2
- ●原因疾患：**凝固因子異常**（血友病，肝臓病），**紫斑病**，播種性血管内凝固症候群，ビタミンK欠乏症
- ●受診科　：血液内科，内科開業医

Q3 歯ぐきなどから出血しやすい

A3
- ●原因疾患：**白血病**，悪性貧血，再生不良性貧血
- ●受診科　：血液内科，内科開業医

Q4 腹部の不快感あるいは疼痛

A4
- ●原因疾患：**月経過多**，**胃・十二指腸潰瘍**，消化管出血，子宮外妊娠
- ●受診科　：産婦人科，消化器内科

 歯科ではここに注意！

　貧血の場合は生理のある女性に多いが，下側の眼瞼結膜を見ればわかる．顔色が白く，神経質そうな患者さんでは，診療中に局所麻酔をした後さらに顔色が悪くなるようなこともあるかもしれない．麻酔薬の影響で気分不良や一次性ショックになることがあるので，起こった場合にはしばらく観察が必要である．

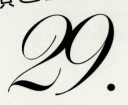

頭と顔の症状
29. 顔が黄色くなった

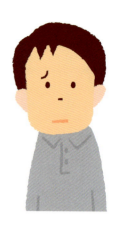

この症状のポイント！

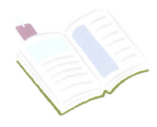

初期の頃はなかなか気づかれないことが多いのですが，白目の部分（結膜）も黄色くなるとおかしいと気づかれます．赤血球内のヘモグロビンの崩壊産物のビリルビンが血液中に溜まり，皮膚や結膜に沈着すると黄色く見えるのです．正常では，ビリルビンは肝臓から胆汁として消化管に排泄されます．この産生から排泄までの過程に問題があると，血液中のビリルビン濃度が上がり，3～4 mg/dl程度になると白目は黄色くなります（黄疸）．

血管の中で血液が壊れる病気は溶血性貧血といわれ，いろいろな原因があります．また，心臓の機能が低下して起こるうっ血性心不全の患者さんで肝硬変があると，ビリルビンの肝臓での排泄機能が低下し，血中濃度が上がります．ビリルビンは肝細胞での酵素反応と，ビリルビンを運ぶタンパクによる，担体輸送と呼ばれる方法で胆汁中に排泄されます．

最も多い病気は，肝炎ウイルスにより肝細胞障害が起こって黄疸が生じる急性肝炎です．A型，B型，C型が主なものですが，A型は食べ物により，B型は母子感染や性的接触，C型は輸血，入れ墨，鍼灸，覚せい剤の打ち回しなどにより感染します．輸血用の血液はチェックを受けたものが使用されるのですが，まれに検査をすり抜けるものもあり，絶対安心というわけではありません．

代表的な原因疾患と受診科

- ●原因疾患：**溶血性貧血**（遺伝性球状赤血球症，寒冷凝集素症，自己免疫性溶血性貧血，マラリア），うっ血性心不全，**急性肝炎**，**肝臓がん**，**胆管がん**，**胆石症**，**胆嚢炎**，遺伝性肝酵素欠損症，**肝硬変**
- ●受診科　：消化器内科

Q&A：患者さんから聞かれたら→具体的な症状から探る原因疾患と受診科

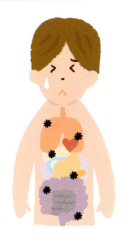

Q1 肥満型の女性で右側の上腹部が痛い．吐き気と嘔吐があり，発熱とともにブルブル震える．顔が黄色い

A1
- ●原因疾患：胆嚢炎，胆石症
- ●受診科　：消化器内科，肝胆膵外科

Q2 生ガキを食べた後，全身倦怠感があり食欲不振，発熱，吐き気と上腹部痛が生じてそのうちに黄疸がでてきた

A2
- ●原因疾患：急性肝炎（A型）
- ●受診科　：消化器内科

Q3 自分はB型肝炎ウイルスを持っていることはわかっていたが，急に全身倦怠感と吐き気と発熱が生じ，顔が黄色くなった

A3
- ●原因疾患：急性肝炎（B型）
- ●受診科　：消化器内科

Q4 突然，発熱，吐き気と食欲不振，全身倦怠感が生じ黄疸になった．最近手術で輸血を受けた

A4
- ●原因疾患：急性肝炎（C型）
- ●受診科　：消化器内科

Q5 肝硬変で治療中であるが，腹部膨満と顔に黄疸が見られるようになった

A5
- ●原因疾患：肝硬変の悪化，肝臓がん
- ●受診科　：消化器内科

歯科ではここに注意！

　歯科には特に関連性はないが，顔が黄色くなったとの訴えがあるときには，黄疸が最も多いことを知っておきたい．黄疸を発症する病態にも上述のようにいろいろあるが，注意すべきは肝炎によるものである．眼球結膜が黄色い場合はすぐにわかるので，肝炎による黄疸を疑うことが重要である．

頭と顔の症状
30. 顔が痛い

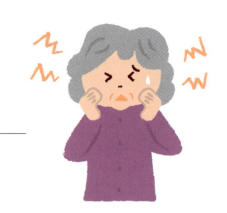

この症状のポイント！

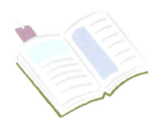

　一般的には，風邪をひいた後などに起こる上顎洞の炎症（蓄膿症）が多いですが，歯の炎症によっても上顎の部分が痛くなることがあります．多くの場合，これら2つの原因によります．比較的稀ですが，覚えておいてほしいものを挙げます．

　顔が痛いというより，むし歯や原因と思われる歯を治療したのにまだ歯が痛いという場合や，顔を洗うとき，しゃべるとき，食べるとき，冷たい風に当たったとき顔が痛くなる，あるいは歯を磨いたとき歯が痛くなるなどの症状があり，これらの痛みは電気が走るようなもので，一時的でじっとしていると痛みはないという特徴があれば，三叉神経痛という高齢者に多い疾患です（26.「頭が痛い」参照）．

　血管の動脈硬化により，三叉神経が神経の出口で圧迫されると症状が現れるのです．テグレトール®という薬剤が有効ですが，完全治癒はしないことや副作用がみられることも稀ではないので，手術により治療することが多い疾患です．この三叉神経痛は若い成人でも起こることがあるので，このような症状があれば適当な診療科を受診してください．

　このほか，持続する痛みでは顔面の悪性腫瘍も考えられます．

代表的な原因疾患と受診科

- ●原因疾患：三叉神経痛，顔面悪性腫瘍，上顎洞炎，歯の炎症，顔面の感染症
- ●受診科　：歯科，歯科ペインクリニック，脳神経外科，頭頸部外科，皮膚科，耳鼻咽喉科

Q&A：患者さんから聞かれたら→具体的な症状から探る原因疾患と受診科

Q1 風邪をひいた後に黄色い鼻水が出て，頬に鈍痛がある

A1
- ●原因疾患：上顎洞炎
- ●受診科　：経過観察，内科開業医

Q2	歯ぐきが痛く，腫れている	
A2	●原因疾患：**歯あるいは歯ぐきの炎症** ●受診科　：歯科	

Q3	持続的に顔面の痛みがあるが，皮膚の表面には異常がない．歯ぐきが痛い．顔が腫れている場合や圧痛がある場合	
A3	●原因疾患：**歯ぐきの炎症，顔面の悪性腫瘍** ●受診科　：歯科，耳鼻咽喉科，頭頸部外科	

Q4	皮膚表面に発赤があり，触ると痛い	
A4	●原因疾患：**顔面の炎症（細菌性）** ●受診科　：皮膚科，耳鼻咽喉科	

Q5	食べたりしゃべったり，歯を磨くとき，発作的な電気が走るような激しい痛みが起こる．じっと静かにしていると痛くない	
A5	●原因疾患：**三叉神経痛** ●受診科　：歯科ペインクリニック，脳神経外科	

歯科ではここに注意！

　上述のような片側の顔面の痛みで，まず歯科を受診することが多いが，電気が走るような突発的な痛み（電撃痛と表現する）の場合，三叉神経痛を疑う必要がある．食べる，しゃべる，歯を磨く，顔を洗うなどで誘発される激痛で，むし歯もなく歯の痛みではないが，かつては歯を何本も抜かれてしまうことがあった．近年はこのようなことはなく，すぐに脳神経外科に紹介されるようになってきている．図は蛇行した上小脳動脈が，三叉神経の脳幹への入口（矢印）のところで当たっている部位を示している．

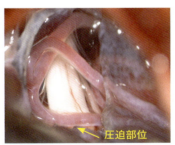
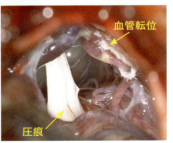

頭と顔の症状 31. 顔がピクピクする

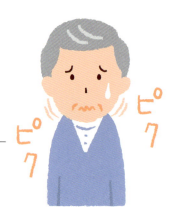

この症状のポイント！

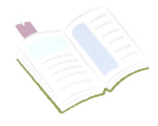

タレントや政治家に，両目を絶えずつむったり開けたりパチパチする人がいますが，これはチック症というもので，あまり問題にしないほうがよいと思います．

それとは異なり，片側の顔面の筋肉がピクピクする場合には原因となる疾患があることがあります．上まぶたがピクピクするのはほとんどが睡眠不足が原因ですが，下まぶたの場合で，いつも同じ側の顔の筋肉がピクピクして困るようなときには医科を受診したほうがよいと思います．目の周りのピクピクから始まり徐々に頬，顎，首へと広がるもので，接客業などでは結構つらいものです．局所注射や手術で治ります．

不随意運動により両まぶたにけいれんが起き，開眼できなくなるメージュ症候群という疾患もあります．

代表的な原因疾患と受診科

- ●原因疾患：**チック，睡眠不足，片側顔面けいれん，メージュ症候群**
- ●受診科　：チック・睡眠不足は経過観察，脳神経外科，神経内科

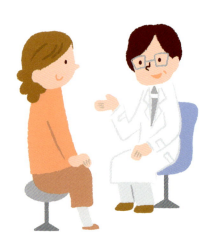

Q&A：患者さんから聞かれたら→具体的な症状から探る原因疾患と受診科

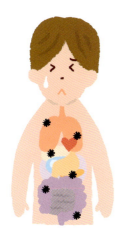

Q1 ほとんど，くせのように起こる両側のパチパチするまぶたの動き

A1
- ●原　因：チック
- ●受診科：必要ない．強いて言えば心療内科

Q2 上眼瞼(上まぶた)がピクピクする．ときどき起こるがすぐ消える

A2
- ●原　因：睡眠不足
- ●受診科：必要ない(経過観察)

Q3 片側の顔全体に広がって目が開かないことがある．思うようにできない

A3
- ●原因疾患：片側顔面けいれん
- ●受診科　：脳神経外科

Q4 両目がピクピクして開かなくなる．口などの異常運動がみられる

A4
- ●原因疾患：メージュ症候群(顔面のジストニア)
- ●受診科　：神経内科

歯科ではここに注意！

片側の下眼瞼(下まぶた)から頬にかけてピクピクするけいれんがある人は，顔面神経の脳幹からの出口のところで細い血管が当たって起こっている可能性が高く，接客業や女性はつらい思いをしている．特に緊張すると起こるので，困っている人が多い．

治療はボトックス®(ボツリヌス毒素)注射か，微小血管減圧術(三叉神経痛に対する手術と同じ)により，神経から血管を移動させると治る．図は当たっている血管と減圧後の顔面神経を示す．

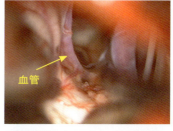

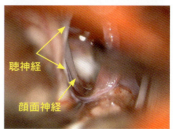

頭と顔の症状 32. 顔が曲がった

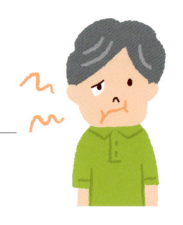

この症状のポイント！

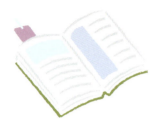

顔が引きつれるという訴えになりますが，実際には引きつれる側が正常で，反対側が麻痺していることが多いのです．まぶたが閉じず，唾液が垂れる側が麻痺側で悪いほうです．ほかに症状がある場合とない場合があり，ある場合には脳の病気の可能性が高く，神経内科か脳神経外科を受診してください．

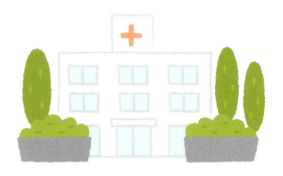

代表的な原因疾患と受診科

- ●原因疾患：**ベル麻痺**，脳腫瘍，脳幹脳炎，ラムゼイ・ハント症候群（耳の帯状疱疹性顔面神経麻痺）
- ●受診科　：耳鼻咽喉科，脳神経外科，眼科

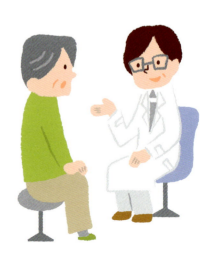

Q&A：患者さんから聞かれたら→具体的な症状から探る原因疾患と受診科

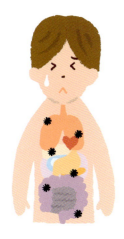

Q1 ある朝起きて鏡を見たら症状が出ていたが，それ以外何も異常はない．よだれが出て，水を飲むと口から垂れる

A1
- ●原因疾患：**ベル麻痺**
- ●受診科　：耳鼻咽喉科，脳神経外科

Q2 徐々に顔が曲がってきた，ほかにもうまく歩けないなどの症状がある

A2
- ●原因疾患：**脳腫瘍**
- ●受診科　：脳神経外科

Q3 耳に水疱ができていて，同じ側の顔が麻痺してダラッとなった

A3
- ●原因疾患：**帯状疱疹性顔面神経麻痺**
- ●受診科　：耳鼻咽喉科，脳神経外科

Q4 ある日気がついたら顔が曲がっていて，手足にも異常がある

A4
- ●原因疾患：**脳幹脳炎**
- ●受診科　：脳神経外科，神経内科

 歯科ではここに注意！

　顔のことなので，歯科を受診する患者さんもいるかもしれない．多くは特発性に起こる顔面神経麻痺（ベル麻痺）で，耳鼻咽喉科か脳神経外科でステロイド中心の治療を行う．ときに外耳に発疹や水疱が見られ，強い痛みをともなう．これは帯状疱疹でラムゼイ・ハント症候群と呼ばれる．抗ウイルス薬による治療が必要である．

83

頭と顔の症状

33. 目がかすむ

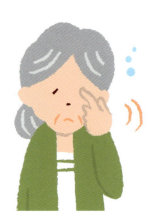

この症状のポイント！

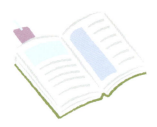

さまざまな原因によるものがありますが，すべて眼科受診で良いと思います．白内障や緑内障は失明の危険性があり治療を要します．糖尿病があれば，白内障と網膜症の可能性があります．ドライアイも角膜の傷ができるので注意してください．目のかすみの1つの原因であるぶどう膜炎は，いろいろな疾患で起こるので精査が必要です．

代表的な原因疾患と受診科

- ●原因疾患：疲れ目（眼精疲労），コンタクトレンズの過剰使用，白内障，ドライアイ，ぶどう膜炎，緑内障，近視，老眼，糖尿病性網膜症，眼底出血，加齢黄斑変性症
- ●受診科：眼科

Q&A：患者さんから聞かれたら→具体的な症状から探る原因疾患と受診科

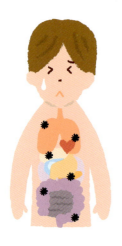

Q1 パソコンに向かっている時間が長く，肩がこり，目が疲れて焦点が合わない．他の症状はなく，翌朝は元に戻っている

A1 ●原因：眼精疲労／●受診科：眼科

Q2 70代の高齢者．糖尿病が持病であるが，両目とも見にくくなっているようだ．外見上目に異常はなく，痛くもない

A2 ●原因疾患：白内障，老眼，ぶどう膜炎，網膜症，眼底出血
●受診科：眼科

Q3 高齢者．ものを見ようとすると肝心な部分が見えない．ものが歪んだり，小さく見えたり暗く見えたりする．視力も低下したかもしれない

A3 ●原因疾患：加齢黄斑変性症，緑内障／●受診科：眼科

Q4 両目が充血してまぶしい．痛みがあり，涙が出る．飛蚊症があり，焦点を合わせるのが難しく視力低下もある

A4 ●原因疾患：**ぶどう膜炎**(いろいろな病気で起こる)
●受診科　：眼科

Q5 涙の出方が少ないようで，いつも目の調子が悪い．点眼薬が必須だ

A5 ●原因疾患：ドライアイ
●受診科　：眼科

Q6 よく見ると視野の一部がところどころ見にくいようだ．ときどき目が痛くなり，頭痛と吐き気，目の充血が見られる

A6 ●原因疾患：**緑内障**
●受診科　：眼科

Q7 最近目が疲れ，左右の視力が低下した．近視が進んだようだ．ほかに異常はない

A7 ●原因疾患：**近視**
●受診科　：眼科

Q8 加齢とともに，近いところや辞書がよく見えなくなった．見えてはいるが，ピントが合わせにくい

A8 ●原因疾患：**老眼**
●受診科　：眼科

歯科ではここに注意！

　眼科的疾患が主な原因なので，歯科との関連性は通常ない．ただ，上顎と目のある眼窩は隣接しており，広く顔面に分布する三叉神経も同様であるので，抜歯や麻酔薬の注射の際，かすんで見えるなど目に何らかの影響が出る可能性もあるかもしれない．

頭と顔の症状
34. 目が見にくい

この症状のポイント！

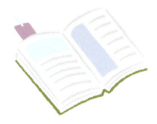

前項(33.「目がかすむ」)の場合も当てはまりますが，かすむのではなく明らかに見にくくなったと自覚したときです．部分的に見えない場合や，視力が非常に落ちてしまった場合です．

徐々に起こった場合や，視野の一部が欠けた場合には自分では気づかないこともあり，人と肩がぶつかったり，障害物にぶつかるようになって気づくことが多いと思います．まず眼科受診を勧めます．眼圧が高くなく，目が痛くならない緑内障もあります．糖尿病では眼底に出血したり，網膜症を発症することがあります．

代表的な原因疾患と受診科

- ●原因疾患：**緑内障**，**多発性硬化症**，デビック病，**脳腫瘍**（**下垂体腺腫**，頭蓋咽頭腫，視神経腫瘍，**後頭葉腫瘍**），脳卒中（脳出血，脳梗塞），**糖尿病性網膜症**，**加齢黄斑変性症**
- ●受診科　：眼科，脳神経外科，神経内科

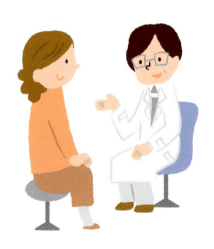

Q&A：患者さんから聞かれたら→具体的な症状から探る原因疾患と受診科

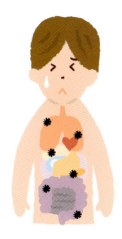

Q1 何となく視力や視野の異常に気づく

A1
- ●原因疾患：**糖尿病性網膜症**，脳腫瘍，脳卒中
- ●受診科　：眼科，脳神経外科

Q2 しびれや麻痺をともなうとき

A2
- ●原因疾患：**多発性硬化症**，デビック病
- ●受診科　：眼科，神経内科

Q3 両目の外側が見にくく，視力も低下した．また最近インポテンツになった（生理が止まった）．よく肩が人とぶつかる

A3
- ●原因疾患：**下垂体腺腫**
- ●受診科　：眼科，脳神経外科

Q4 目が痛い．突然痛くなり吐いた

A4
- ●原因疾患：**緑内障**
- ●受診科　：眼科

Q5 高齢者．ものを見ようとすると肝心な部分が見えない．ものが歪んだり，小さく見えたり，暗く見えたりする．視力も低下したかもしれない

A5
- ●原因疾患：**加齢黄斑変性症**，緑内障
- ●受診科　：眼科

歯科ではここに注意！

前項に記したように，上顎と眼窩は隣接しており，上顎あるいは上顎洞内に発生した腫瘍の増大にともない眼球や視神経へ影響を及ぼして生じる場合もある．

頭と顔の症状 35. ものが二重に見える（複視）

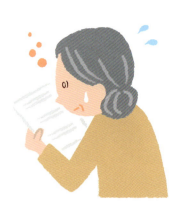

この症状のポイント！

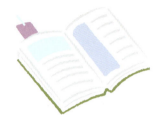

ものが二重に見えるのには，いろいろな原因があります．目を動かす3つの脳神経のうち1つでも麻痺すると，ものが二重に見えます．このときまぶたが開きにくくなる場合が多いのですが，まぶたの異常がない場合もあります．つまり，眼球を動かす脳神経は3対あるので（P.56，表1参照），どの神経に異常が起こっても，ものが二重に見えることになるのです．

動眼神経は左右の目を内側，上，下に動かし，さらに上まぶたを開ける役割があります．外転神経は，左右の目を外側に動かします．右目が内側を向くとき，左目は外側を向きます．このとき，右目は動眼神経が働き，同時に左目は外転神経が働いています．滑車神経は左右の目を斜めに動かし，目がスムーズに動くように調節する神経です．

これらの神経のどこかで異常が起こると，微妙なところで焦点が合わずに2つにずれて見えるわけです．神経の障害にはいろいろな原因があります．

代表的な原因疾患と受診科

- ●原因疾患：**甲状腺眼症**，**糖尿病**，**ギラン・バレー症候群**，**フィッシャー症候群**，**重症筋無力症**，**多発性硬化症**，脳幹脳炎，**内頸動脈瘤**，**脳腫瘍**，トロサ・ハント症候群（海綿静脈洞という目の奥の静脈の炎症といわれる），脳幹出血，脳幹梗塞，**頭部外傷**，脳底髄膜炎，下垂体卒中
- ●受診科：脳神経外科，神経内科，眼科

Q&A：患者さんから聞かれたら→具体的な症状から探る原因疾患と受診科

Q1 両方のまぶたが下がって開きにくい

A1
- ●原因疾患：**重症筋無力症**，**フィッシャー症候群**，**多発性硬化症**，脳幹脳炎，ギラン・バレー症候群
- ●受診科：神経内科

Q2	片側のまぶたが下がって目が開かなくなった
A2	●原因疾患：**内頸動脈瘤，脳腫瘍，トロサ・ハント症候群，脳幹出血，脳幹梗塞，頭部外傷** ●受診科　：脳神経外科

Q3	風邪をひいた後，足の麻痺が出てきた．その後言葉がもつれ，飲み込みにくい．ものが二重に見える
A3	●原因疾患：**ギラン・バレー症候群，フィッシャー症候群** ●受診科　：神経内科，脳神経外科

Q4	複視のほかには異常がないが，よく見るとどちらかの瞳が大きい
A4	●原因疾患：**頭部外傷，糖尿病**／●受診科：眼科，脳神経外科

Q5	脳しんとうを起こすほど，頭を強く打った後に起こった
A5	●原因疾患：**頭部外傷後の脳神経麻痺**／●受診科：脳神経外科

Q6	片側のまぶたが下がり開かなくなった．同じ側の目の奥が痛い．瞳が良いほう(反対側)と比べると大きくなっている
A6	●原因疾患：**脳動脈瘤**(破裂の警告症状) ●受診科　：脳神経外科，血管内治療科

Q7	片側のまぶたが下がり開かなくなった．同じ側の目の奥が痛い．瞳の大きさは左右変わらない(瞳孔のほうはわかりにくいので，危険な病気を考えて脳神経外科を受診したほうが良い)
A7	●原因疾患：**トロサ・ハント症候群**／●受診科：脳神経外科，神経内科

Q8	突然起こり，手足の症状もある
A8	●原因疾患：**脳卒中**／●受診科：救命救急センター，脳神経外科

Q9	突然起こり，視力や視野の異常もある (もともと視野・視力の異常があることが多く，生理がなくなっていることも多い)
A9	●原因疾患：**下垂体卒中**／●受診科：脳神経外科

頭と顔の症状 36. まぶたが垂れて目が開かない

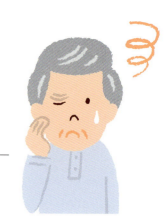

この症状のポイント！

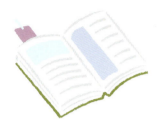

両目の場合と片目の場合があり，それぞれ異なる原因によります．まぶたの神経が麻痺する場合は，神経と筋肉がつながる部分に異常がある場合と，脳に異常が起こる場合とがあります．いちばん多い，片側のまぶたの場合は，動眼神経の麻痺によるものです．したがって，同時にものが二重に見えるような場合には，この神経の障害の可能性が高いわけです．一方で，目をつぶる神経は顔面神経で，麻痺すると目が開いたままになります．

代表的な原因疾患と受診科

- ●原因疾患：内頸動脈瘤，重症筋無力症，ギラン・バレー症候群，フィッシャー症候群，Quincke（クインケ）浮腫，多発性硬化症，脳幹脳炎，脳腫瘍，トロサ・ハント症候群，脳幹出血，脳幹梗塞，脳底髄膜炎
- ●受診科　：脳神経外科，神経内科

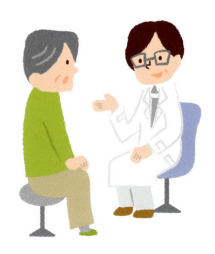

Q&A：患者さんから聞かれたら→具体的な症状から探る原因疾患と受診科

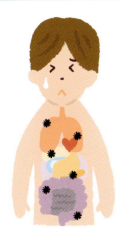

Q1 両目のまぶたが開きにくい．複視がある．その他の症状がいろいろある

A1
- ●原因疾患：**重症筋無力症，ギラン・バレー症候群，フィッシャー症候群，多発性硬化症，脳幹脳炎**
- ●受診科　：神経内科

Q2 片目のまぶたのみで，手でまぶたを挙げると複視があり，同じ側の目の奥が痛い（2つ考えられるが，即座に診断を確定することが大切．MRIで診断する．瞳の大きさも診断に有効）

A2
- ●原因疾患：**内頸動脈瘤**（瞳の左右差あり，破裂の前兆），**トロサ・ハント症候群**
- ●受診科　：脳神経外科

Q3 突然起こった（片目のときも両目のときもある）

A3 ●原因疾患：**脳卒中**／●受診科：脳神経外科，神経内科

Q4 両目が開きにくい以外は異常がない（複視，ろれつが回らない，飲み込みが悪くむせる，なども後で起こる），いろいろなタイプがある

A4 ●原因疾患：**重症筋無力症**／●受診科：神経内科

Q5 自律神経の異常（発汗異常，瞳が小さくなるなど）があり，体のしびれもある．声がかすれる．上まぶたの垂れ下がり方はわずかである

A5
- ●原因疾患：**椎骨動脈系の脳梗塞**（延髄梗塞，ワレンベルグ症候群）
- ●受診科　：脳神経外科

Q6 顔の一部（まぶたや唇），あるいは体の一部が腫れる．赤みやかゆみはない

A6
- ●原因疾患：**血管神経性浮腫（Quinckeクインケ浮腫）**
- ●受診科　：皮膚科

 歯科ではここに注意！

両目か片目かで原因が異なる．血管神経性浮腫（クインケ浮腫）は時に見られるもので，瞼や口唇に発生するため，歯科でも遭遇することがあると思われる．

頭と顔の症状 37. 目が痛い

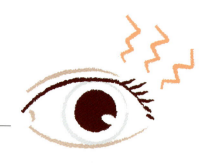

この症状のポイント！

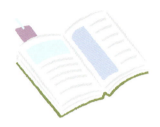

いろいろな眼科の病気が考えられます．ほとんどは眼科の疾患なのですが，すべてがそうであるとは限らないことに注意してください．

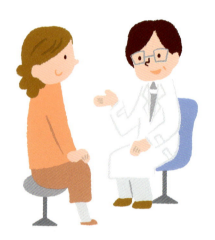

代表的な原因疾患と受診科

- ●原因疾患：**角膜炎，角膜潰瘍，結膜炎や角膜ヘルペス，急性緑内障発作，電気性眼炎**，眼球打撲，眼球破裂，**角膜異物**，結膜異物，薬物，群発頭痛，トロサ・ハント症候群，**内頸動脈瘤**
- ●受診科　：眼科，脳神経外科

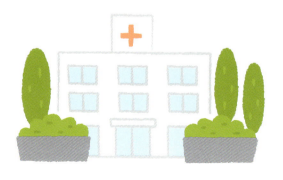

Q&A：患者さんから聞かれたら→具体的な症状から探る原因疾患と受診科

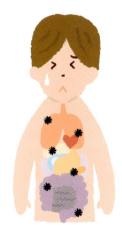

Q1 黒目の周囲が充血し，涙が出る

A1
- ●原因疾患：**角膜炎，角膜潰瘍**
- ●受診科　：眼科

Q2 かゆみや充血

A2
- ●原因疾患：**結膜炎，角膜ヘルペス，急性緑内障発作**，電気性眼炎
- ●受診科　：眼科

Q3 目をぶつけた，嘔吐がある

A3
- ●原因疾患：**眼球打撲，眼球破裂**
- ●受診科　：眼科

Q4 目がごろごろする

A4
- ●原　因：**異物混入，薬物混入**
- ●受診科：眼科

Q5 ものが二重に見えることに気がついたが，同時にまぶたが垂れてきて開かなくなった．まぶたの下がったほうの目の奥が痛い

A5
- ●原因疾患：**脳動脈瘤**
- ●受診科　：脳神経外科

Q6 目自体には異常がないが，いつも同じ側の眼球がつかまれるように痛い．痛いとき流涙がある．何か月かに1回起こり，起こるとしばらく続いてつらい

A6
- ●原因疾患：群発頭痛
- ●受診科　：脳神経外科

 歯科ではここに注意！

眼だけが痛くて歯科を受診することはないが，目が痛いときは同じ三叉神経支配であるので，関連痛として頭痛や歯痛を訴えることがある．

頭と顔の症状

38. 目がまっ赤になった

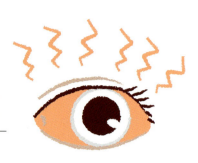

この症状のポイント！

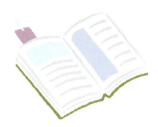

目が赤くなり，鏡を見ると一目瞭然なのでびっくりすることが多い疾患です．両目の場合もあれば，片目の場合もあります．痛みやかゆみなど他の症状がある場合もあるし，ない場合もあります．ほとんどが眼科的な疾患ですが，まれに他の原因でも起こります．

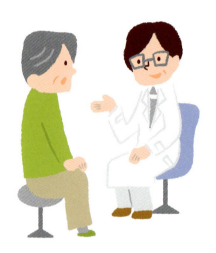

代表的な原因疾患と受診科

- **原因疾患**：**結膜下出血**，眼科的疾患（**角膜炎**，**角膜潰瘍**，結膜炎や角膜ヘルペス，眼球打撲，**角膜異物**，**結膜異物**，**薬物混入**，緑内障），海綿静脈洞硬膜動静脈瘻
- **受診科**　：眼科，脳神経外科

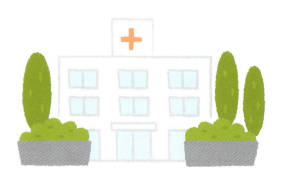

Q&A：患者さんから聞かれたら→具体的な症状から探る原因疾患と受診科

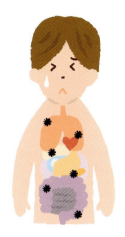

Q1 片側の白目が出血（明らかに出血とわかるもの）して，びっくりした．会う人にも言われる

A1
- ●原　　因：**結膜下出血**
- ●受診科：経過観察で良い（あまり心配なく，3〜4日で消える）

Q2 片側の白目に細い血管がたくさん集まっていて（充血），痛い

A2
- ●原因疾患：**角膜炎，角膜潰瘍**，角膜異物，緑内障，薬物，角膜ヘルペス
- ●受診科　：眼科

Q3 充血して目がかゆい．目やにが出る

A3
- ●原因疾患：**流行性角結膜炎**
- ●受診科　：眼科

Q4 中年女性．細い血管が集まり，白目が充血して目が飛び出している感じがする．はじめは片側だったが，しばらくして両側になった．痛みはなくかゆみもない

A4
- ●原因疾患：海綿静脈洞硬膜動静脈瘻
- ●受診科　：脳神経外科

 歯科ではここに注意！

歯科治療と関連することはないが，上記の疾患については知っておく必要はある．感染性の疾患では感染拡散を防ぐことが重要であり，硬膜動静脈瘻も，血管性の結膜充血と血管雑音の自覚症状があれば診断はそれほど困難ではない．

頭と顔の症状 39. 味がおかしい

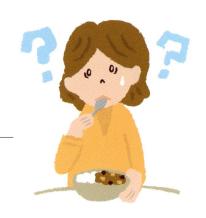

この症状のポイント！

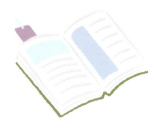

味覚の異常には原因がわかっているものとわからないものがあり，なかなか治療が難しいものです．味覚の異常として「味がわからない」「味がしつこい」「食べ物の味が変わった」「食べ物がおいしくなくなった」「いやな味がする」などの症状を訴えることが多く，さまざまです．

味は主に舌の味蕾で感じますが，脳神経のうち主として顔面神経が味覚を司っています．舌の後ろのほうの1/3，のどのあたりでは，これも脳神経である舌咽神経が味覚を感じています．これらの神経の異常でも味覚の障害が起こりますが，最も多いのは薬剤の副作用によるものです．たとえば降圧薬，消化性潰瘍治療薬，抗うつ薬，抗菌薬，抗がん剤などによるものがあります．

また，2番目に多いのが特発性の(原因が見つからない)ものです．ただ，実際には原因はどこかにあるのですが，わからないだけだと思われます．心因性の(精神的な原因による)ものもあります．非常に稀ですが，上記の脳神経や脳そのものに異常がある場合もあります．

新しい薬剤を服用し始めたときには，約2週間から2か月程度で味覚がおかしいと感じた場合，薬が原因かもしれないと考え，処方した医師に相談すべきと考えます．また，薬剤を中止することが重要ですが，中止してもすぐに治るとは限りません．亜鉛が味覚に重要な役割を果たしており，薬剤が亜鉛に悪影響を与えるといわれています．

代表的な原因疾患と受診科

- ●**原因疾患**：薬剤性味覚障害，特発性味覚障害，亜鉛欠乏性味覚障害，ビタミンB_{12}欠乏症，鉄欠乏性貧血，心因性味覚障害，全身疾患にともなう味覚障害，口腔疾患にともなう味覚障害，末梢神経障害によるもの，脳および脳神経の障害によるもの
- ●**受診科**：耳鼻咽喉科，神経内科，口腔外科，心療内科，歯科，内科

Q&A：患者さんから聞かれたら→具体的な症状から探る原因疾患と受診科

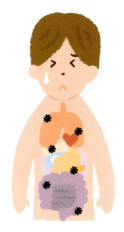

Q1　薬剤を服用し始めたばかりであり，味の異常のみでほかに異常はない

A1　
- ●原因疾患：**薬剤性味覚障害**，心因性味覚障害
- ●受診科　：耳鼻咽喉科，歯科大学病院，薬剤を処方した医院

Q2　薬は服用しておらず，まったく原因がわからない

A2　
- ●原因疾患：**特発性味覚障害**，亜鉛欠乏性味覚障害，心因性味覚障害
- ●受診科　：耳鼻咽喉科，歯科大学病院，心療内科

Q3　胃の手術を受けている

A3　
- ●原　　因：**ビタミン B_{12} 欠乏症**，鉄欠乏性貧血
- ●受診科　：手術を受けた医師

Q4　口の中に病気がある

A4　
- ●原因疾患：**カンジダ症などの口腔疾患**
- ●受診科　：歯科

Q5　糖尿病などの持病がある

A5　
- ●原因疾患：**種々の全身疾患**
- ●受診科　：耳鼻咽喉科，内科

 歯科ではここに注意！

「味がおかしい」と言って歯科口腔外科を受診する患者さんは少なくないと思われるが，多くは服用している薬剤や香辛料による．味覚に関連するものとして，抗菌薬長期投与や免疫力の低下によるカンジダ感染では黒毛舌，ビタミン B_{12} 欠乏，鉄欠乏性貧血，悪性貧血による赤色平滑舌の場合もある．原因が思いあたらない場合，亜鉛欠乏症や心因性のものなども疑う．

頭と顔の症状 40. めまいがする

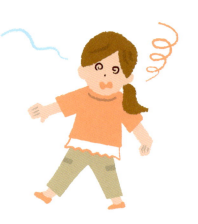

この症状のポイント！

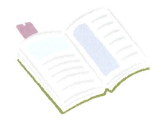

ひと口にめまいと言っても，その意味するところは人によって異なることがあります．大まかに言うと，天井がくるくる回り（回転性），歩けなくなるもの，景色が右か左に流れるもの，ふわふわしてくらくらするというものがあります．また，頭がくらっとして倒れそうになるというものもあります．

このように，めまいにはいろいろあり，その種類により原因も異なります．外界が動いて平衡感覚がとれないようなめまいは回転性で，耳由来すなわち三半規管の問題であることが多いと考えられます．足元がおぼつかないようなめまいは高齢者や，脳の異常がある場合にみられます．また突然か，徐々に起こったかによりある程度原因を推測できます．めまいは高齢者には多い症状ですが，成人の若年者にも起こります．たとえば，女性で鉄欠乏性貧血の方では，貧血が著しいとめまいや頭痛の原因となることもあります．

代表的な原因疾患と受診科

- ●**原因疾患**：メニエール病，**良性発作性頭位めまい症，前庭神経炎，突発性難聴**，その他の**内耳疾患**（内耳炎などの耳の炎症，神経の腫瘍），**小脳・脳幹の出血や梗塞**，椎骨脳底動脈循環不全症，小脳・脳幹の腫瘍，脳炎，多発性硬化症，頭部外傷，脊髄小脳変性症，薬剤性（薬剤，アルコールなど），てんかん，貧血，**加齢**
- ●受診科　：耳鼻咽喉科，脳神経外科，神経内科

Q&A：患者さんから聞かれたら→具体的な症状から探る原因疾患と受診科

Q1　突然起こった（「何時何分に」と言える）

A1
- ●原因疾患：メニエール病，**良性発作性頭位めまい症**，前庭神経炎，小脳出血および梗塞，てんかん，突発性難聴
- ●受診科　：耳鼻咽喉科，脳神経外科

Q2	突然，ぐるぐる回るひどいめまいが起こり，嘔吐し歩けなくなった
A2	●原因疾患：**小脳の出血あるいは梗塞** ●受診科　：救命救急センター，脳神経外科（救急車利用）

Q3	横になるとき，寝ていて頭を動かしたときに何度も起こる
A3	●原因疾患：**良性発作性頭位めまい症** ●受診科　：耳鼻咽喉科

Q4	発作的に起こり，反復する
A4	●原因疾患：**メニエール病，椎骨脳底動脈循環不全症，良性発作性頭位めまい症，内耳疾患** ●受診科　：耳鼻咽喉科，脳神経外科

Q5	いつから起こったかわからないが，ふらふらする →加齢からくるものもあるが，脳に小さな梗塞がたくさんできているときにも起こる
A5	●原　因：**加齢，脳梗塞**（大脳白質梗塞） ●受診科：神経内科，脳神経外科

Q6	気がつかないうちに片側の聴力が低下し（片側の耳が遠くなった），ときどきめまいが起こるし，耳鳴りもする
A6	●原因疾患：**聴神経鞘腫**／●受診科：脳神経外科

Q7	突然めまいが起こり，聴力も低下し耳鳴りもある →反復して以前にも起こったことがあるものも，初めての場合もある
A7	●原因疾患：**メニエール病**／●受診科：耳鼻咽喉科

 歯科ではここに注意！

　診療台の上でめまいを起こす患者さんはめったにいないと思われるが，三半規管の異常があると頭位変換性のめまい（良性発作性頭位めまい症）が起こることがある．以前に起こした既往があればあまり心配することはなく，安静にしていれば回復する．

頭と顔の症状

41. 耳鳴りがする

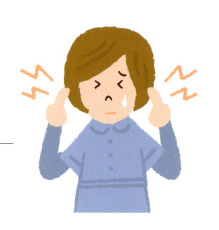

この症状のポイント！

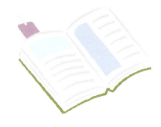

耳鳴りは耳で左右別々に聞こえるものをいうのですが，頭全体（頭鳴りと訴える）で聞こえると訴える患者さんもいます．前者の左右片側に起こる耳鳴りは，多くは原因のある耳鳴りです．後者は原因がよくわからないことが多いのですが，つまるところは神経の問題です．耳鳴りのほとんどは耳の神経に由来するといえます．

耳鳴りを根本的になくそうと思っても，実際のところなかなか困難です．軽減させることは可能です．耳鳴りで気をつけなければいけないのは，神経の腫瘍と血管雑音といわれるものです．血管雑音は拍動性の耳鳴りで，血管の病気でも起こります．耳鳴りや難聴の早期発見で早期治療を行わないと，聴力を消失する場合もあります．特に突発性難聴や聴神経鞘腫ではそうです．

代表的な原因疾患と受診科

- ●**原因疾患**：メニエール病，**突発性難聴**，**老人性難聴**，中耳の病気（耳硬化症，中耳炎），耳管の病気（耳管機能不全，耳管の炎症），聴神経鞘腫，薬剤性内耳障害，硬膜動静脈瘻
- ●**受診科**　：耳鼻咽喉科，脳神経外科

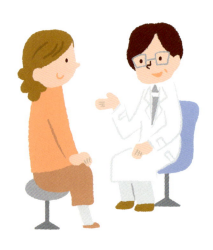

Q&A：患者さんから聞かれたら→具体的な症状から探る原因疾患と受診科

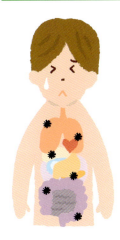

Q1 片側の耳鳴り

A1
- ●原因疾患：**メニエール病，突発性難聴**，中耳の病気，耳管の病気，聴神経鞘腫，硬膜動静脈瘻
- ●受診科：耳鼻咽喉科，脳神経外科

Q2 両方の耳鳴り

A2
- ●原因疾患：**加齢，原因不明**，薬剤性内耳障害
- ●受診科：耳鼻咽喉科

Q3 突然の激しくぐるぐる回る回転性めまい（繰り返す）と難聴，嘔吐，耳閉感

A3 ●原因疾患：**メニエール病**／●受診科：耳鼻咽喉科

Q4 突然の難聴が主体で，約30%に一時的なめまいを伴う

A4 ●原因疾患：**突発性難聴**／●受診科：耳鼻咽喉科

Q5 徐々に片側のみ耳が遠くなってきた

A5
- ●原因疾患：**聴神経鞘腫**，耳硬化症
- ●受診科：脳神経外科，耳鼻咽喉科

Q6 耳が詰まっていて聞こえが悪く，その側を下にすると心臓の拍動と同期してドキドキ聞こえる

A6 ●原因疾患：**耳管閉塞**，中耳炎／●受診科：耳鼻咽喉科

Q7 片側の耳に心臓の拍動に同期してザーザーと聞こえる，耳の聞こえは悪くない

A7 ●原因疾患：**硬膜動静脈瘻**／●受診科：脳神経外科

 歯科ではここに注意！

歯科治療と直接の関連性はないが，口腔内と中耳は耳管を通じてつながっているので，音が聞こえにくく血管雑音が聞こえるなどの耳管閉塞の症状は知っておく必要がある．また，片方の耳のみ耳鳴りと難聴が進行する場合には，聴神経の腫瘍のことがあるので，脳神経外科か耳鼻咽喉科受診を勧めるとよい．

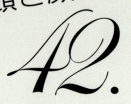

頭と顔の症状
42. 首が痛い

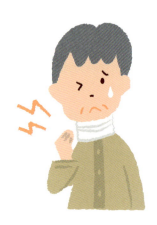

この症状のポイント！

最も多いのは寝違えによるものですが，そのほかにも首の痛みの原因は軽いものから，重大な病気によるものまで多岐にわたります．

肩から首にかけて痛みが出ることもあります．車の運転中に追突されると外傷性頸部症候群（頸椎捻挫）を発症したり，頭部を打撲したときにも首に影響が出て痛みを感じることがあります．これらは原因が明らかなので，すぐ整形外科や脳神経外科の受診となるでしょう．しかし，上肢のしびれや痛みがある場合には頸椎の疾患であったり，後頸部の右か左に強い痛みが突然生じたときには脳の血管が裂けて起こった血管解離という疾患であることもあり，このような病気を疑って受診する科を決めなければなりません．

代表的な原因疾患と受診科

- ●原因疾患：**寝違え**，**運動後の筋肉痛**，頭部打撲，**大後頭神経痛**，**頸椎椎間板ヘルニア**，椎骨動脈解離，**外傷性頸部症候群**（頸椎捻挫），頸髄損傷
- ●受診科　：整形外科，脳神経外科

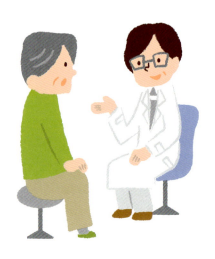

Q&A：患者さんから聞かれたら→具体的な症状から探る原因疾患と受診科

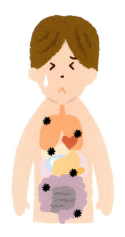

Q1 それほどの激痛ではなく，首を動かすと同じ場所が痛む（じっとしていれば痛くない）．朝起きて気づくことが多い．ほかに異常はない

A1
- ●原　因：寝違え
- ●受診科：軽症なら必要ない．整形外科

Q2 1，2日前に転倒し頭部を打ったことが明らかで，首の前のほうが動かすと痛い場合

A2
- ●原　因：外傷時の首の屈曲による筋肉痛
- ●受診科：必要ない．つらいようであれば整形外科

Q3 転倒後首の後ろ側が痛く，手にしびれがある場合．ほかにも頭痛，めまい，吐き気，集中力の低下，目の疲れなどがある

A3 ●原因疾患：**頸椎捻挫**（外傷性頸部症候群）／●受診科：整形外科

Q4 転倒後首の後ろが痛く，手足が動きにくい場合
→成人や高齢者に多く，もともと変形性頸椎症や後縦靱帯骨化症など頸椎の異常が指摘されている場合に起こりやすい

A4
- ●原因疾患：**頸髄損傷**
- ●受診科　：整形外科（脊髄専門病院），脳神経外科

Q5 首が痛いが外傷はなく，左右の一方の手がしびれている場合

A5
- ●原因疾患：**頸椎椎間板ヘルニア**
- ●受診科　：整形外科（脊髄専門病院），脳神経外科

Q6 突然，誘因なく，右か左のどちらか一方で首の後ろが激しく痛くなり我慢できない．嘔吐した

A6
- ●原因疾患：椎骨動脈解離
- ●受診科　：救命救急センター，脳神経外科（救急車利用）

 歯科ではここに注意！

診療台に横になるときに首の痛みに支障のないようにすることが必要である．上に記載はしていないが，歯肉やう歯など下顎の炎症で，顎下や頸部のリンパ節が腫れると首の痛みとして感じることもある．

頭と顔の症状
43. 肩がこる

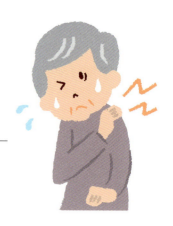

この症状のポイント！

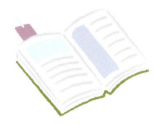

肩こりは誰にでもあり，ほとんどの場合慢性的で心配のないものです．肩こりはある程度精神的なものも作用するので，つらく感じる人もいますが，まったく肩こりを覚えることのない人も多いものです．しかし，ときには重大な病気も潜んでいます．

肩こりの原因はよくわかっていないことが多く，肩の筋肉の血液循環が悪いときに頭痛とともに起こるとも言われています．しかし，それだけではなく気をつけなければならない下記のようなさまざまな原因疾患があります．

代表的な原因疾患と受診科

- ●原因疾患：いわゆる肩こり，ストレス，眼科・歯科疾患，脊椎・脊髄疾患（頸椎症，頸椎椎間板ヘルニア，胸郭出口症候群など），まれに内科的疾患（肺疾患，リウマチ性多発筋痛症），外傷性頸部症候群（頸椎捻挫）
- ●受診科　：整形外科，呼吸器内科，膠原病・リウマチ内科

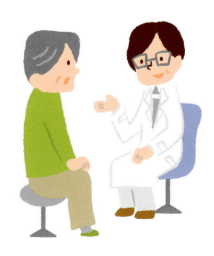

Q&A：患者さんから聞かれたら→具体的な症状から探る原因疾患と受診科

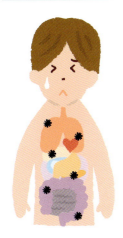

Q1 いつものことで，いつものように肩が張る

A1
- ●原　因：**いわゆる肩こり，ストレス**
- ●受診科：心療内科，整形外科（潜在的脊椎疾患）

Q2 目が疲れて，後頭部が重い．夕方になると生じる

A2
- ●原　因：**眼精疲労**
- ●受診科：眼科

Q3 指先や手のしびれがある．歩くのが下手になった

A3
- ●原因疾患：**脊椎・脊髄疾患**
- ●受診科　：整形外科

Q4 最近，頭部打撲がある

A4
- ●原因疾患：**頸椎捻挫**（外傷性頸部症候群）
- ●受診科　：整形外科

 歯科ではここに注意！

先述したように，口腔内の疾患や咬合異常，顎関節の異常により肩がこることも少なくない．

頭と顔の症状 44. 口の粘膜に痛いものができた

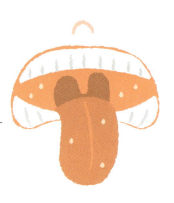

この症状のポイント！

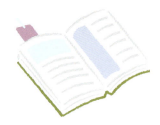

口内炎には感染性（ウイルス，カビ，細菌などによる）のものがありますが，痛みをともなう3〜5mm大のものはアフタ性口内炎であり，その原因はわかっていません．

アフタ性口内炎は，口腔内の歯ブラシが当たったり傷つけたところにできやすく，当たると強い痛みがあります．通常はこのようなときにできるのですが，ときに全身疾患の一症状である場合もあるので注意が必要です．

代表的な原因疾患と受診科

- **原因疾患**：単なる口内炎，全身疾患の一症状（ベーチェット病，クローン病，潰瘍性大腸炎，周期性好中球減少症）
- **受診科**　：歯科，皮膚科，膠原病内科

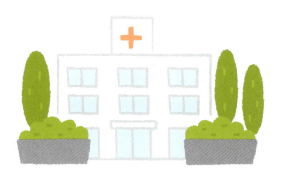

Q&A：患者さんから聞かれたら→具体的な症状から探る原因疾患と受診科

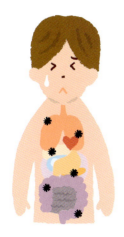

Q1 口内炎はたまにできるが，そのほかに異常はない

A1
- ●原因疾患：**特にない**（アフタ性口内炎）
- ●受診科　：特にない（経過観察）

Q2 消化器症状（慢性の腹痛や下痢）がある

A2
- ●原因疾患：**クローン病**
- ●受診科　：消化器内科

Q3 皮膚症状があり，目もかすむ．ベーチェット病と言われた

A3
- ●原因疾患：**ベーチェット病**
- ●受診科　：膠原病内科

Q4 下痢，血便，腹痛，発熱，倦怠感がある

A4
- ●原因疾患：**潰瘍性大腸炎**
- ●受診科　：消化器内科

歯科ではここに注意！

　上述のように，アフタ性口内炎は単独に生じるだけでなく，種々の疾患にともなって生じるので，ここで挙げた疾患については記憶しておきたい．また，自己免疫疾患である尋常性天疱瘡でも口腔内に水疱やびらんが生じる．近年，若者に増えてきた梅毒でも，痛みはないものの，口腔内スピロヘータの侵入部に固い硬結が生じることがある．

CHAPTER 4

胸の症状 (45~52)

　胸部の疾患は，内臓として心臓と肺があることからこの2つの臓器に関するものが大半を占めますが，消化器として食道があり，体表には乳房があるのでこれらの部位の疾患も含めます．

　呼吸器疾患では，感染症やがんなど，咳や痰が出るものや呼吸苦を呈するものがあり，循環器疾患として，心臓の働きや大動脈の異常を呈するものがあります．肺および心臓のどちらの臓器でも同じような症状を呈することがあり，慎重に判断する必要があります．そのため，胸の症状だけでは原因疾患が簡単にはわからないことがあるのも事実であり，確定するには検査が必要です．ここでは，検査をする前にある程度の目安を得るために，注目すべき疾患名を挙げておきます．

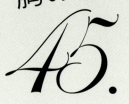

胸の症状
45. 動悸がする

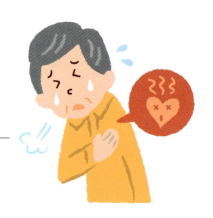

この症状のポイント！

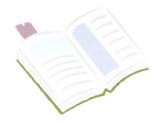

胸のあたりがドキドキする症状を「動悸がする」と訴えることが多いですが，実はCHAPTER 1．の1．「脈がとぶ」の項で述べたように，脈がとんだり脈拍が増えたりするときも，同様の症状として訴えることがあります．

脈が速くなるとドキドキすると感じます．普通に運動して脈が速くなったときも動悸と同じように感じますが，脈が速くなる原因は下記のようにさまざまなものがあります．一時的なものでは大量に飲酒したときにも発作性に頻脈が起こることがありますが，運動や飲酒など原因がはっきりしているものはあまり心配ありません．しかし，動悸の原因はわからないことのほうが多いので放置しないことが重要です．

代表的な原因疾患と受診科

- ●原因疾患：心不全，弁膜症，不整脈（期外収縮，心房細動，発作性上室性頻拍，房室ブロック，洞不全症候群），高血圧，睡眠時無呼吸症候群，心筋症，甲状腺機能亢進症，呼吸器疾患（肺気腫，肺性心），ストレス，運動，薬物（カフェインなど含む），貧血，心因性
- ●受診科　：循環器内科，呼吸器内科，心療内科

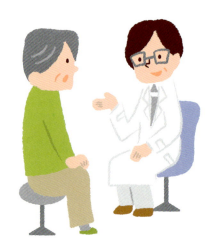

Q&A：患者さんから聞かれたら→具体的な症状から探る原因疾患と受診科

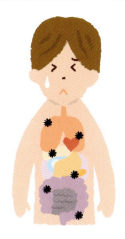

Q1 夜間寝ていて胸が苦しくなり，ドキドキする．心臓の病気があると言われたことがある

A1
- ●原因疾患：**心不全，弁膜症，先天性心疾患の悪化**
- ●受診科　：循環器内科

Q2 脈がとぶ．脈が急に速くなる．脈が不整で速い

A2
- ●原因疾患：**不整脈（期外収縮，心房細動，発作性上室性頻拍）**
- ●受診科　：循環器内科

Q3 脈は遅いが脈がとぶ感じがある．めまいや一瞬意識を失うことがある

A3
- ●原因疾患：**房室ブロック，洞不全症候群**
- ●受診科　：循環器内科

Q4 甲状腺機能亢進と言われているが，ときどきドキドキする．脈は正常である

A4
- ●原因疾患：**甲状腺機能亢進症**
- ●受診科　：内分泌代謝内科

Q5 血圧がいつもより高く，胸がドキドキする．後頭部が重くズキンズキンする

A5
- ●原因疾患：**高血圧（一過性血圧上昇）**
- ●受診科　：循環器内科

 歯科ではここに注意！

　不整脈や高血圧がある患者さんの場合，治療には慎重を期す．処方内容で抗凝固薬を服用していないか確かめるようにし，また降圧薬を服用していることを確認すると安心できる．歯周病は心臓病やそのほかの循環器疾患との関連性が指摘されており，歯周病菌が動脈硬化のプラークなどに見つかっている．心臓の弁置換術の際には，抗菌薬投与のもとに歯周病の治療を行うことが勧められている．

胸の症状
46. 息切れがする

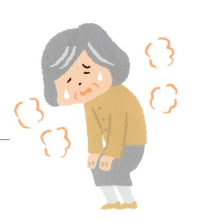

この症状のポイント！

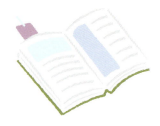

息切れは階段を駆け上がったり走ったりすると，だれにでも起こりますが，以前は起こらなかったのにちょっとしたことで起こるようになったり，急ぎ足程度でも起こるような場合，なにか呼吸器あるいは循環器の異常がある可能性があります．十分なガス交換が肺から血液になされていないことを意味しています．

高齢者では年齢とともに息切れがするようになるので，疾患によるものか生理的自然経過によるものかの見極めが大切ですが，それまでと違って明らかにおかしいと感じるようであれば，医科を受診する必要があります．心臓や肺のさまざまな疾患で起こります．

代表的な原因疾患と受診科

- ●原因疾患：加齢，間質性肺炎，気胸，気管支喘息，肺感染症（肺炎，結核），うっ血性心不全，弁膜症，急性胸膜炎，肺梗塞（肺塞栓症），心筋梗塞，肺がん，肺出血，喉頭浮腫，ジフテリア
- ●受診科　：呼吸器内科，循環器内科

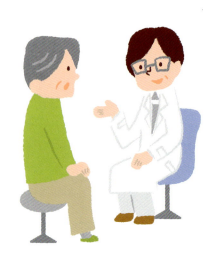

Q&A：患者さんから聞かれたら→具体的な症状から探る原因疾患と受診科

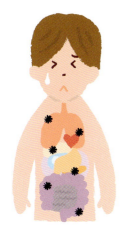

Q1 若いやせ型の成人男性．突然，胸の痛みが起こり，動くと息切れがするようになった．大きく息が吸えない．脈が速く動悸がする

A1
- ●原因疾患：**気胸**，肺梗塞（大きなものを除く）
- ●受診科　：呼吸器内科

Q2 長時間飛行機に乗っていて手足をあまり動かせない状況で，急に胸が痛くなり，息が苦しい．冷や汗が出る．脈が速く触れにくい

A2
- ●原因疾患：**肺梗塞（エコノミークラス症候群）**
- ●受診科　：救命救急センター，呼吸器内科

Q3 以前から肺に異常があると言われており，エックス線写真でも全体的に異常と言われていた．乾いた咳が出て，何かしようとすると息苦しくつらい．原因はわからないが，だんだんひどくなる

A3
- ●原因疾患：**間質性肺炎**
- ●受診科　：呼吸器内科

Q4 夜間寝ていて胸が苦しくなり，息切れがしてドキドキする．心臓の病気があると言われたことがある

A4
- ●原因疾患：**心不全**，**弁膜症**，先天性心疾患の悪化
- ●受診科　：循環器内科

Q5 もともと喘息持ちだが，風邪をひいたようで咳と痰が出て息苦しい

A5
- ●原因疾患：**気管支喘息**＋気管支炎（発熱 −），肺炎（発熱＋）
- ●受診科　：呼吸器内科

Q6 のどが痛く，しばらくして声が出なくなってきた．発熱して息が苦しい

A6
- ●原因疾患：**ジフテリア**
- ●受診科　：呼吸器内科，救命救急センター

歯科ではここに注意！

息切れがする患者さんの中には心・循環系や呼吸器系の疾患を持っている場合があるので注意は必要だが，加齢にともなう程度ならあまり心配はいらない．

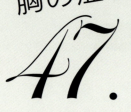
胸の症状
47. 胸が痛い

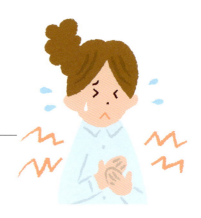

この症状のポイント！

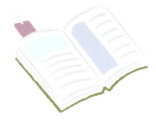

胸痛を訴えるときは緊急を要することがあるので，気をつけなければなりません．また，胸には肺，心臓，大動脈，食道があり，緊急性のあるものから考えていかなければなりません．熟練した医師でも判断に迷うことがあり，緊急の検査が必要です．

緊急を要するものには，心筋梗塞，大動脈解離，肺梗塞があります．症状が激しいときには，躊躇なく救急車を呼ぶことが肝要ですが，それほど激しい痛みでなくともこれらの疾患であることがあり，きちんとした検査が必要です．比較的若年者で見られるのは気胸ですが，胸痛と呼吸困難があれば，年齢を考慮して判断できるでしょう．

代表的な原因疾患と受診科

- ●**原因疾患**：**心筋梗塞，肺梗塞，大動脈解離，気胸，逆流性食道炎，急性胃炎，十二指腸潰瘍，肋間神経痛，モンドール病**
- ●**受診科**　：循環器内科，呼吸器内科，消化器内科，内科開業医，血管外科，皮膚科

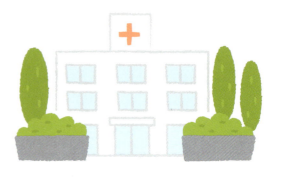

Q&A：患者さんから聞かれたら→具体的な症状から探る原因疾患と受診科

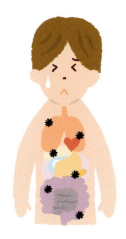

Q1 急に胸が痛くなり，気持ちが悪くなった．左の背中から肩にかけても痛い．立っていられない．冷や汗が出る

A1
- ●原因疾患：**心筋梗塞，大動脈解離，肺梗塞**
- ●受診科　：救命救急センター（緊急を要する），循環器内科，呼吸器内科，血管外科

Q2 突然，動くと息切れがするようになった．胸に痛みがある．大きく息が吸えない．脈が速く動悸がする

A2
- ●原因疾患：**気胸**
- ●受診科　：呼吸器内科

Q3 胃の上のほうがきりきりと痛い．ゲップが出て，酸っぱいものがのどまで出ることがある

A3
- ●原因疾患：**逆流性食道炎**，急性胃炎
- ●受診科　：消化器内科

Q4 肋骨を押すと痛い．呼吸すると痛い

A4
- ●原因疾患：**肋間神経痛**
- ●受診科　：必要ない

Q5 中年女性．ミミズ腫れが胸や乳房に見られ，硬く触れ痛い

A5
- ●原因疾患：**モンドール病**（前胸部皮膚静脈の血栓性静脈炎）
- ●受診科　：皮膚科

 歯科ではここに注意！

危険な疾患は，上述したように，心筋梗塞，大動脈解離，肺梗塞であり，緊急対応が必要．ほかに若年者の気胸も緊急性があるが，逆流性食道炎や肋間神経痛は緊急性はない．

115

胸の症状 48. 胸やけがする

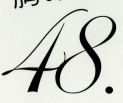
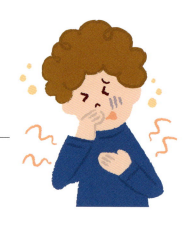

この症状のポイント！

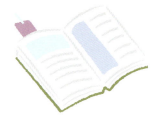

胃の調子が悪いように感じられることが多いですが，食道についても同様の症状が起こります．最も多く，ありふれたものは急性胃炎でしょう．次いで暴飲暴食，アルコールの飲み過ぎ，二日酔いと続きます．

胸やけの実際の症状としては，胸の痛み，酸っぱいものが上がってくる，吐き気がする，胃がもたれた感じがする，などがあります．原因は先に述べたもののほかに，薬剤の内服，腹部の手術後遺症，便秘，妊娠，喫煙過多なども挙げられます．あまり長く続くようなら消化器内科の受診を勧めます．

代表的な原因疾患と受診科

- ●**原因疾患**：**胃食道逆流症**と，その結果としての**逆流性食道炎**，**食道潰瘍**，**消化性潰瘍**，**食道裂孔ヘルニア**，**アカラシア**（食道下部の通過障害），薬剤，膠原病，胃がん，食道がん
- ●**受診科**　：消化器内科，内科開業医，膠原病内科

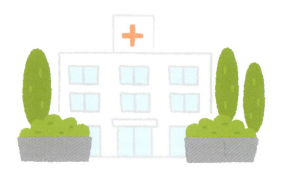

Q&A：患者さんから聞かれたら→具体的な症状から探る原因疾患と受診科

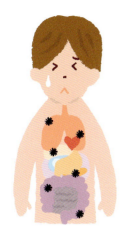

Q1 カルシウム拮抗薬あるいはテオフィリン®，あるいは鎮痛薬を服用している．服用を止めるとしばらくすれば治る

A1
- ●原　因：薬剤
- ●受診科：内科開業医

Q2 数週間にわたって胸やけがしていて，胃のあたりが痛く気持ちが悪い．食欲もなく，やせてきた

A2
- ●原因疾患：**食道あるいは胃の悪性腫瘍**(がん)
- ●受診科　：消化器内科

Q3 ときどき酸っぱいものが上がってきて胸の中央下部が痛くなる

A3
- ●原因疾患：**逆流性食道炎**
- ●受診科　：消化器内科

Q4 胸やけだけでなく吐き気があり，ときどき上腹部が痛くなる

A4
- ●原因疾患：**胃あるいは十二指腸潰瘍**
- ●受診科　：消化器内科

Q5 胃のあたりが痛く，黒い便が出ている．顔色が悪い(白い)

A5
- ●原因疾患：**胃あるいは十二指腸潰瘍，胃がん**
- ●受診科　：消化器内科

Q6 外食が続いて2，3日胸やけがあったが，その後消失し食欲が出た

A6
- ●原　因：アルコール，暴飲暴食
- ●受診科：特に必要ない

 歯科ではここに注意！

　ときに，胃の調子が悪く，胸やけがすると訴える患者さんがいるかもしれないが，そのときには内科開業医か消化器内科受診を勧めることで良い．

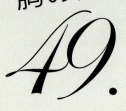
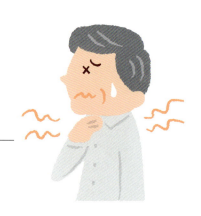

胸の症状 49. 飲み込みにくい

この症状のポイント！

食物が飲み込みにくいことを自覚するときには，食道がんではかなり進行している状況です．早期がんでは，無症状かしみる感じ程度のみのことが多いのです．

精神的な心因反応でも飲み込みにくい，あるいは飲み込むときの胸の違和感を訴えることもあります．明らかに食物の通過障害があるときには，消化器内科で内視鏡の検査を受けることを勧めます．

また脳卒中後遺症では，両側の基底核などにラクナ梗塞が起こった場合，仮性球麻痺という病態となり，嚥下の障害が起こりやすいです．球麻痺（延髄の運動神経である舌咽神経や迷走神経が麻痺するものをいう）でも嚥下の障害が起こり，その原因としては延髄での変性疾患や炎症性疾患などがあります．仮性球麻痺というのは球麻痺そのものではなく，大脳の梗塞が両側に起こって同じような症状をきたしたものを言います．

代表的な原因疾患と受診科

- ●**原因疾患**：**心因性，食道がん，食道潰瘍，アカラシア**，脳梗塞，神経変性疾患
- ●**受診科**　：消化器内科，神経内科，脳神経外科

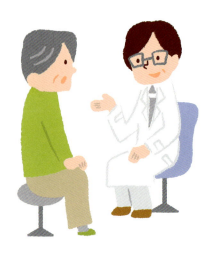

Q&A：患者さんから聞かれたら→具体的な症状から探る原因疾患と受診科

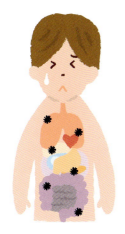

Q1 明らかに食べ物が飲み込みにくく，吐いてしまう．しかし酸っぱい胃液は出ない．このとき胸が痛くなる．ゲップや胸やけもある

A1
- ●原因疾患：**アカラシア**
- ●受診科　：消化器内科

Q2 食べ物が飲み込みにくく，つかえ感がある．胸部痛がある．やせてきた

A2
- ●原因疾患：**食道がん**
- ●受診科　：消化器内科

Q3 つかえ感があって内科で診てもらったが，食道に異常はないと言われた

A3
- ●原　因：**心因性**，脳神経疾患
- ●受診科：心療内科，神経内科

Q4 一昨日から食べ物を飲み込むとき，よくむせるようになり，声がかすれて大きな声が出せなくなった．2年前，左大脳の脳梗塞をわずらったが，だいぶ良くなっていたのに

A4
- ●原因疾患：**脳梗塞による仮性球麻痺**
- ●受診科　：神経内科，脳神経外科

🦷 歯科ではここに注意！

　上部消化管の異常が一般的であるが，患者さんの訴えは必ずしも適切に表現されているとは限らない．たとえば，口腔内や咽頭の腫瘍や炎症で起こることもあり，上述したような嚥下の障害による可能性もある．前者では視診である程度判断可能であるが，嚥下障害によるものでは検査が必要となる．

119

胸の症状 50. 咳と痰が出る

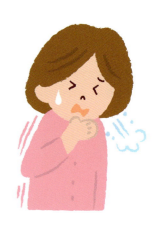

この症状のポイント！

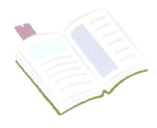

「若い頃は痰など出なかったが，最近年をとって咳とそれに続く痰の量が多くなってきた」と訴える患者さんは多いです．痰の性状も原因疾患によってさまざまです．

なかでも血痰は緊急処置が必要なものもあり，種々の疾患によって起こります（肺がん，気管・気管支腫瘍，気管支拡張症，慢性気管支炎，結核，肺炎，肺化膿症，肺寄生虫，心不全，肺梗塞，僧帽弁狭窄症など）．

最も多くみられるのは感冒などの呼吸器疾患，すなわち気管炎や気管支炎です．また，喫煙者ではタバコの刺激により，さらには後年気管支拡張症や肺気腫が起こり，喀痰の排出が多くなります．

代表的な原因疾患と受診科

- ●**原因疾患**：呼吸器感染症（気管炎，気管支炎，肺炎），喫煙，気管支拡張症，肺気腫，肺がん，肺動静脈瘻，気管支喘息，肺結核
- ●**受診科**：呼吸器内科，内科開業医

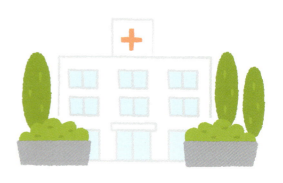

Q&A：患者さんから聞かれたら→具体的な症状から探る原因疾患と受診科

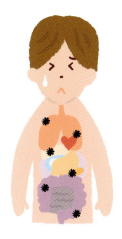

Q1 発熱はないが，かなりの痰が出て血が混じっている

A1
- ●原因疾患：**慢性気管支炎，肺結核，肺がん，気管支拡張症**
- ●受診科　：呼吸器内科

Q2 発熱はないが，のどが痛くなり，その後咳と痰が出るようになった

A2
- ●原因疾患：**呼吸器感染症**（気管炎，気管支炎）
- ●受診科　：内科開業医

Q3 喫煙歴が長い．熱もないのに咳が出て，痰も出る

A3
- ●原因疾患：**気管支拡張症，肺気腫**
- ●受診科　：呼吸器内科

Q4 感冒様症状が続いた後に，咳とともに血痰が出る．熱がある

A4
- ●原因疾患：**急性気管支炎，肺炎**
- ●受診科　：呼吸器内科

Q5 微熱が下がらず，2週間以上ひどい咳が続いて，痰も多い

A5
- ●原因疾患：**肺結核**
- ●受診科　：呼吸器内科

Q6 大量喀血があり，窒息の危険がある

A6
- ●原因疾患：**肺がん，肺結核**（気管支動脈からの出血）
- ●受診科　：救命救急センター（救急車利用）

 歯科ではここに注意！

急性上気道炎やインフルエンザなど，急性感染症の症状であることが多いが，結核や気管支拡張症など慢性感染症の可能性も考える必要がある．長期間続く咳は検査が必要である．気管支喘息や咳喘息では，咳発作により歯科治療に支障が出ることがある．

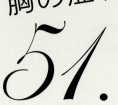
胸の症状 51. 咳が出て息がゼーゼーする

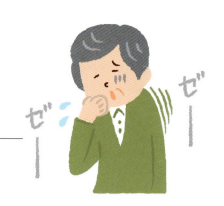

この症状のポイント！

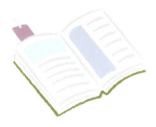

前項の50.「咳と痰が出る」で述べたことも参考にしていただきたいと思います．咳は感冒などのように急に起こり比較的短期間に治まるものと，それ以上長く続くもの，慢性的に咳が出るものとに分かれ，その期間により疾患の種類も変わってきます．また，気道の分泌物を出そうとして起こる咳と，喀痰喀出のためではない咳とがあり，後者は喘息が代表的なものです．ゼーゼーする「喘鳴」をともないます．

代表的な原因疾患と受診科

- ●原因疾患：**びまん性肺疾患**（間質性肺炎など），感染性肺炎，肺結核，肺がん，**気管支喘息**，**咳喘息**（アレルギー性），うっ血性心不全（心臓喘息），薬剤性（アンジオテンシン変換酵素阻害薬），慢性気管支炎，急性気管・気管支炎，逆流性食道炎，慢性閉塞性呼吸器疾患
- ●受診科　：呼吸器内科

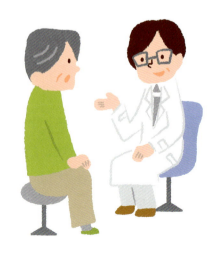

Q&A：患者さんから聞かれたら→具体的な症状から探る原因疾患と受診科

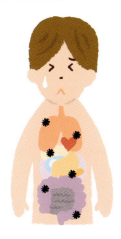

Q1 咳が出て困るようになり，息苦しい．呼吸時にヒューヒュー音が出ることがある（あらゆる年齢において）

A1
- ●原因疾患：びまん性肺疾患，気管支喘息，咳喘息
- ●受診科　：呼吸器内科

Q2 風邪をひいた後，咳が止まらなくなった．痰はあまり出ないが，咳をすると胸が苦しくゼーゼーする．熱はない

A2
- ●原因疾患：気管および気管支炎（感冒後の遷延性咳嗽）
- ●受診科　：呼吸器内科

Q3 特に何か原因があるわけでもなく，エックス線写真では肺には異常がないと言われたが，咳が慢性的に出る

A3
- ●原因疾患：咳喘息（アレルギーが原因）
- ●受診科　：呼吸器内科

Q4 子どもの頃から咳が出て，ゼーゼーする．呼吸にともないヒューヒュー音が出る

A4 ●原因疾患：気管支喘息／●受診科：小児科，呼吸器内科

Q5 心臓が悪いと言われているが，夜中に寝ていると咳が出て苦しくなる．起きると少し楽になる

A5 ●原因疾患：うっ血性心不全（心臓喘息）／●受診科：循環器内科

Q6 3週間以上ひどい咳が続き，微熱も続いている．寝汗をかいてとても体調が悪い．痰も出る

A6 ●原因疾患：肺結核／●受診科：呼吸器内科

 歯科ではここに注意！

　原因として急性感染症や慢性感染症のほかに，気管支喘息やアレルギー性の咳喘息があり，さらに呼吸器疾患だけでなく心臓疾患でも同様の症状が起こる．咳が激しいと歯科診療に支障が出ることがあるので専門家の受診を勧めたほうがよい．

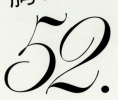

胸の症状 52. 出産後でもないのにお乳が出る

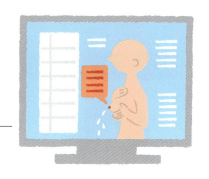

この症状のポイント！

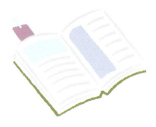

妊娠の経験のない若い女性に，乳汁の分泌が起こることがあります．分泌乳汁の性状が血性の場合には乳がんの検査を要しますが，正常な乳汁分泌のときはホルモン検査が必要であり，産婦人科もしくは脳神経外科を受診することを勧めます．

乳汁分泌を起こすホルモン（プロラクチン）は，脳下垂体という目の奥にある1 cm程度の大きさの組織から分泌されます．プロラクチンの血液中の量と乳汁分泌は必ずしも一致せず，少し上昇しても乳汁分泌をともなわないこともあります．逆のこともあります．

代表的な原因疾患と受診科

- ●原因疾患：**下垂体腺腫**（プロラクチン産生腺腫），**薬剤性**（プリンペラン®，エリーテン®，メトクロール®，ドグマチール®，スルピリド®，ガスター®，タガメット®，ザンタック®，アルタット®，レセルピン，メチルドパ，抗精神病薬，抗うつ薬），胸髄神経への慢性刺激（火傷，手術痕，帯状疱疹），その他のまれな疾患
- ●受診科　：産婦人科，脳神経外科

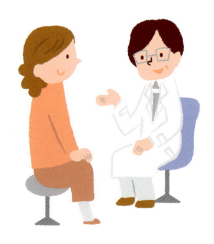

Q&A：患者さんから聞かれたら→具体的な症状から探る原因疾患と受診科

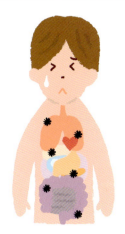

Q1 妊娠可能な年代だが，生理が止まり，お乳が出て下着が汚れる．その他の異常はない

A1
- ●原因疾患：**下垂体腺腫**（プロラクチン産生腺腫）
- ●受診科　：産婦人科

Q2 消化器調整剤を服用しているが，絞るとお乳が出るようになった．生理は不規則だが，一応ある

A2
- ●原因疾患：薬剤性乳汁分泌
- ●受診科　：産婦人科

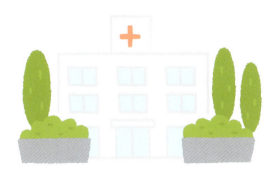

 歯科ではここに注意！

　歯科には特に関連性はない．異常な乳汁分泌は，プロラクチンという下垂体から出るホルモンが過剰分泌されると現れることを知っておくとよい．この病態は下垂体腺腫やそのほかの下垂体の異常を示唆するものである．

CHAPTER 5

お腹と尿の症状 (53〜63)

　お腹の中には消化管，腎臓，肝臓，膵臓，前立腺や女性生殖器などがあるので，お腹の異常というと，これらの臓器の異常ということになります．特に症状としてよくみられる「痛み」は重要で，いろいろな原因があります．

　たとえば腎臓で産生された結晶成分の石が尿管に詰まると，猛烈な痛み（疝痛＝せんつう）が生じます．また，お腹が痛くて下痢になれば，これは消化管の問題とわかります．肝臓の痛みは鈍痛であることが多く，前立腺の炎症ではかなりの痛みが生じます．また，子宮外妊娠での卵管破裂や卵巣・卵管の捻れ（捻転）では七転八倒の痛みが生じます．これらの多くは必ず他の症状をともなっているため，どこが悪いのかは，よく考えるとおおよその見当がつきます．

　また，いろいろな疾患の症状が尿に現れることも多く，覚えておいたほうがよいものについて解説します．厳密に言うと判断が難しいものもありますが，ある程度症状から判断し，消化器内科，泌尿器科，腎臓内科，産婦人科のどれを受診したらよいのか決めるのがよいでしょう．その判断の材料として，いくつかの症状についてどういう疾患が考えられるかを挙げて，適当な診療科にたどり着けるよう示します．

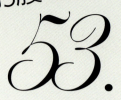
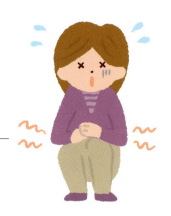

お腹と尿の症状
53. お腹が痛い

この症状のポイント！

お腹といっても，胸に近い上腹部と下腹部に分かれ，内臓も位置が決まっているため，痛みの部位が原因疾患の見当をつけるには重要であることが多いのです．先述したように，お腹の痛みはいろいろな臓器の疾患が原因で起こります．痛みの症状は，痛みの性状，他の症状，痛みが出るまでの状況，性別などによって見当をつけなりませんが，それは医師でなくてもある程度は可能なことです．

代表的な原因疾患と受診科

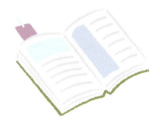

- ●原因疾患：上腹部痛
   逆流性食道炎，胃・十二指腸潰瘍，胃がん，急性胆嚢炎，急性胆管炎，胆管結石，肝腫瘍破裂，胃アニサキス症，急性虫垂炎，腎盂腎炎，腎結石，尿管結石，憩室炎，横隔膜下膿瘍，心筋梗塞，虚血性大腸炎，脾臓破裂，脾臓梗塞，急性肝炎，急性膵炎，慢性膵炎，腸閉塞，急性腸炎，腸間膜動脈閉塞，大動脈瘤破裂，帯状疱疹

   下腹部痛
   急性虫垂炎，憩室炎，卵管炎，骨盤腹膜炎，腸重積，腸閉塞，尿管結石，子宮外妊娠，排卵痛，卵巣嚢腫茎捻転，鼠径ヘルニア，大腿ヘルニア，炎症性腸疾患，大腸憩室炎，膀胱炎，前立腺炎，精巣捻転，虚血性大腸炎，S状結腸軸捻転，腸管穿孔，便秘，上腸間膜動脈閉塞，生理痛，クローン病，潰瘍性大腸炎
- ●受診科：消化器内科，泌尿器科，救命救急センター（救急車利用），産婦人科，胃・食道外科，一般外科

Q&A：患者さんから聞かれたら→具体的な症状から探る原因疾患と受診科

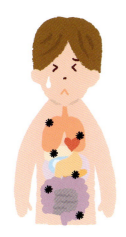

Q1 食べ物が悪かったせいか，吐き気と嘔吐があり，腹痛とともに下痢をともなう

A1
- ●原因疾患：**感染性腸炎**（食中毒，ウイルス感染症）
- ●受診科　：内科開業医，消化器内科

Q2 突然上腹部が激しく痛み，持続している．嘔吐したが下痢はなく，痛み以外異常はない．昨日イカやサケなどの刺身を食べた

A2
- ●原因疾患：**胃アニサキス症**
- ●受診科　：救命救急センター，消化器内科

Q3 右上腹部が非常に刺すように痛い．太りぎみの体型

A3
- ●原因疾患：**胆管結石，急性胆嚢炎**，肝腫瘍破裂
- ●受診科　：消化器内科

Q4 右下腹部が刺すように痛く，触るとお腹の筋肉が突っ張る．軽度発熱，吐き気と嘔吐があることもある

A4
- ●原因疾患：**急性虫垂炎**
- ●受診科　：消化器内科，外科

Q5 40歳以上で，右か左の下腹部に周期的な痛みがあり，下痢あるいは便秘がある．放置して徐々に発熱があり，赤黒い便が出た

A5
- ●原因疾患：憩室炎
- ●受診科　：消化器内科，外科

Q6 ずっと便通がなく，お腹がふくれてきて，けいれんするような激痛がある．嘔吐を繰り返す

A6
- ●原因疾患：**腸閉塞**（大腸がん，以前のお腹の手術による腸管癒着）
- ●受診科　：消化器内科，外科

129

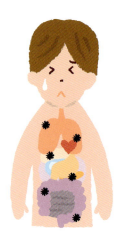

Q7	若い女性で，この2，3か月生理がない．つわりのようなものがあって妊娠に思い当たるふしがある．突然下腹部が激しく痛くなり，不正出血があった．卵管炎の既往がある
A7	●原因疾患：**子宮外妊娠（卵管破裂）** ●受診科　：救命救急センター（救急車利用），産科
Q8	女性．突然下腹部に激痛が起こり，吐き気がして嘔吐する．独身で妊娠の可能性はないとわかっている．熱はない
A8	●原因疾患：**卵巣嚢腫茎捻転，上腸間膜動脈閉塞** ●受診科　：救命救急センター（救急車利用），産婦人科
Q9	突然右腰の裏にきりきりする，刺すような激痛が起こり，痛みが続き七転八倒．陰部にもひびく．その他の症状はない
A9	●原因疾患：**尿管結石** ●受診科　：泌尿器科
Q10	下腹部がしくしくと痛み，下痢に出血がともなう．また，けいれんするような痛みもある．発熱，食欲不振，体重減少もある．このような症状が長く続く
A10	●原因疾患：**クローン病，潰瘍性大腸炎** ●受診科　：消化器内科

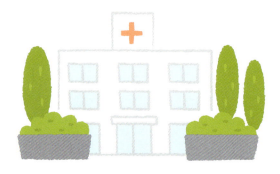

Q11
上下腹部のけいれんするような痛みがあり，便意が切迫する．便には血液と粘液が混じる．再発を繰り返す．発熱や食欲不振も起こす．夜間でも同じ

A11
- ●原因疾患：**潰瘍性大腸炎**，クローン病
- ●受診科　：消化器内科

Q12
生ガキを食べてしばらくして，体がだるく体調が悪くなった．白目が黄色くなったような気がする

A12
- ●原因疾患：**急性肝炎**
- ●受診科　：消化器内科

Q13
左あるいは右下腹部が，お腹に力を入れたとき膨らんでくる．横になっているときは凹んでいる．弾力性があり押し込むこともできる

A13
- ●原因疾患：**鼠径ヘルニア**
- ●受診科　：一般外科

Q14
乳幼児で突然嘔吐し始め，粘液と血の混じった便が出て，ときどき起こる激痛のため泣く

A14
- ●原因疾患：**腸重積**
- ●受診科　：小児科(準救急の治療を要する)

Q15
大酒家の中高年．急にお腹の痛みと背中へ走る痛みが生じ，発熱，吐き気，嘔吐があり食欲がない

A15
- ●原因疾患：**急性膵炎**
- ●受診科　：消化器内科

歯科ではここに注意！

　腹痛は歯科診療中にも起こる可能性がある．原因疾患には緊急対応が必要なものからそうでないものまで，さまざまなものがある．乳幼児の緊急を要する疾患として上述した腸重積があり，特殊なものとして取り上げた．

お腹と尿の症状
54. 下痢

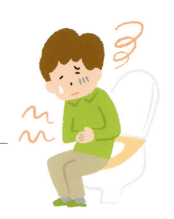

この症状のポイント！

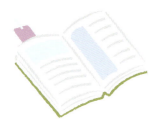

下痢はいろいろな原因で起こります．精神的なことでも起これば，消化管の炎症や感染症でも起こります．下痢が激しくなると，体の水分が失われ脱水となることがあります．乳幼児と高齢者は，この脱水に十分な注意が必要です．感染症によるものは急性の下痢が多く，クローン病や潰瘍性大腸炎などの消化管の疾患では慢性的な症状となります．

首相の罹患で知られる潰瘍性大腸炎の2009年度の患者数は約12万人とされ男女比は1：1，20歳代が発病のピークです．クローン病の患者数は約3万2000人，男女比2：1，10代後半から20歳代が発病のピークです．

ほとんどの下痢は一時的なもので，1日か2日で治るものが多いのですが，それ以上続くようならば，下記のような疾患が考えられるので，消化器内科などの受診をお勧めします．

代表的な原因疾患と受診科

- ●原因疾患：**食中毒**（腸管出血性大腸菌，細菌性赤痢，**サルモネラ**，腸炎ビブリオ），**感染性腸炎**（カンピロバクター腸炎），赤痢アメーバ，腸チフス，細菌性（コレラ，病原性大腸菌），**ウイルス性**（ノロ，ロタ，アデノ，エンテロ），**薬剤**（アルコール，抗菌薬，マグネシウムなどの下剤），**クローン病**，**潰瘍性大腸炎**，**アレルギー性**，**過敏性腸症候群**，感染症（結核など），甲状腺機能亢進症，腸内細菌叢の異常，消化管悪性腫瘍（悪性リンパ腫，がん），偽膜性大腸炎
- ●受診科　：消化器内科，内科開業医

Q&A：患者さんから聞かれたら→具体的な症状から探る原因疾患と受診科

Q1 下腹部がしくしくと痛み，下痢をともなう．また，けいれんするような痛みもある．発熱，食欲不振，口内炎，関節痛，体重減少もある．このような症状が長く続く

A1
- ●原因疾患：**クローン病，潰瘍性大腸炎**
- ●受診科　：消化器内科

Q2	上下腹部のけいれんするような痛みがあり，便意が切迫する．下痢状の便には血液と粘液が混じる．再発を繰り返す．全身症状として発熱や倦怠感があり，食欲不振と口内炎がある．夜間でも同じ
A2	●原因疾患：**潰瘍性大腸炎**，クローン病／●受診科：消化器内科

Q3	緊張したときや試験のときには必ず便意を催し，下痢となる．終わればなんともなくなる
A3	●原因疾患：**過敏性腸症候群**／●受診科：消化器内科(精査の意味)

Q4	発熱し，開業医から抗菌薬を処方され服用したが，下痢になってしまった．他に症状はない
A4	●原　因：**薬剤**／●受診科：必要ない(激しければ消化器内科)

Q5	学校で集団の下痢が起きた
A5	●原因疾患：**ウイルス性感染性疾患**(ノロ，ロタ)，**食中毒**(サルモネラ，出血性大腸菌) ●受診科　：消化器内科，内科開業医

Q6	下痢と便秘が交互に起こり，最近食欲がない．体重減少がある．お腹が痛いことがある．便に血が混じる
A6	●原因疾患：**消化管悪性腫瘍**(大腸がん，悪性リンパ腫) ●受診科　：消化器内科，消化器外科

Q7	東南アジアとインドへ旅行して猛烈な下痢になった．帰国して少し良くなった
A7	●原因疾患：**感染性腸炎**(水が原因のことも，食べ物が原因のこともある) ●受診科　：消化器内科

Q8	1回きりの下痢があったが，その後は治った
A8	●原　因：原因不明，アルコール多飲，食事(米でもパンでも生じることがある)，乳糖不耐症 ●受診科：必要ない(経過観察)

 歯科ではここに注意！

冬季にはウイルス感染症に注意し，飛沫感染や手指からの感染を防ぐ．

お腹と尿の症状

55. 便秘

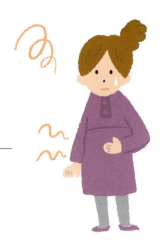

この症状のポイント！

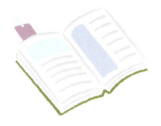

便秘で救急外来を受診する患者さんもいますから，単に便秘といってもつらさには程度があるといってもよいと思います．排便時の苦痛など，結構便秘にともなう症状でつらい目にあっている方もいると思われ，また，重大な疾患が隠されていることもあることから，たかが便秘としてすませず，ここに挙げました．

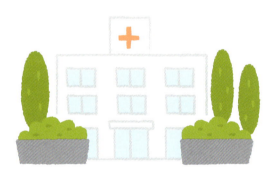

代表的な原因疾患と受診科

- ●**原因疾患**：**高齢，長期臥床，運動不足，不規則排便，習慣性，ストレス，薬剤**（抗うつ薬，抗コリン薬，カルシウム拮抗薬，モルヒネなど），甲状腺機能低下症，高カルシウム血症，**パーキンソン病**，消化管悪性腫瘍(**大腸がん**，悪性リンパ腫)，ヒルシュスプルング病，腸結核，**糖尿病性神経障害，妊娠**
- ●**受診科**　：消化器内科，内科開業医

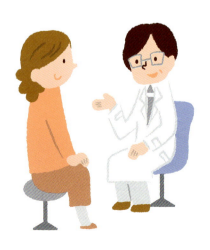

Q&A：患者さんから聞かれたら→具体的な症状から探る原因疾患と受診科

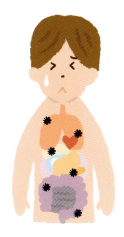

Q1 薬剤（上記のうち1種類）をずっと服用していて，便秘になった

A1
- ●原因疾患：**薬剤性便秘の可能性**，その他
- ●受診科　：消化器内科

Q2 下痢と便秘が交互に起こり，最近食欲がない．体重減少がある．お腹が張ることがある．便に血が混じる

A2
- ●原因疾患：**消化管悪性腫瘍**（大腸がん，悪性リンパ腫）
- ●受診科　：消化器内科，消化器外科

Q3 毎日忙しく，排便の時間がゆっくりとれず不規則になった．その後便秘になってしまった．女性

A3
- ●原　因：**不規則排便，ストレス，習慣性**
- ●受診科：消化器内科

Q4 出生直後からお腹がふくれていて，あまり排便がない

A4
- ●原因疾患：**ヒルシュスプルング病**
- ●受診科　：小児科

Q5 パーキンソン病で薬を飲んでいるが，いつも便秘がちである

A5
- ●原因疾患：**パーキンソン病**
- ●受診科　：神経内科，消化器内科

Q6 妊産婦であるが，腹圧がかけられなくなり便通が減り，便秘になった

A6
- ●原　因：**妊娠**
- ●受診科：産婦人科

歯科ではここに注意！

歯科には特に関連性はない．たいていの便秘は習慣性のものだが，なかには上述のように便秘に隠れた疾患があることを知っておきたい．

お腹と尿の症状
56. お腹が張る

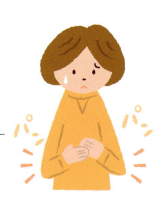

この症状のポイント！

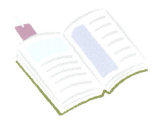

お腹がつねに膨満した感じがあっても，便は出るときも出ないときもあります．排ガスが頻繁にあるにもかかわらず，これを我慢していると膨満感が起こります．これらの原因には，重大な疾患から様子見で良いものまで，さまざまなものがあります．

最も多いのは，腸内にガスが溜まり膨満感が生じるもので，空気嚥下過多（「呑気症（どんきしょう）」）の場合です．腸内ガスの発生亢進，吸収障害，通過障害，腸管の動きが不良の場合もあります．また，重い病気としては腸管が閉塞（腸閉塞）することによるもの，腹水，消化管穿孔・腹膜炎などがあります．

代表的な原因疾患と受診科

- **●原因疾患**：**呑気症**，**鼓腸**（消化管内の多量ガス），**腸閉塞**（癒着性，麻痺性，絞扼性，閉塞性），**腹水**，**尿閉**，**腹部腫瘤**，**妊娠**，腸重積，腹腔内出血
- **●受診科**：消化器内科，消化器外科，産婦人科，泌尿器科

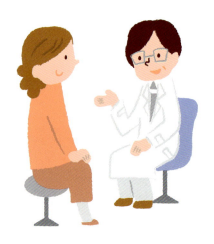

Q&A：患者さんから聞かれたら→具体的な症状から探る原因疾患と受診科

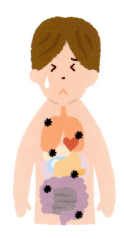

Q1 お腹が非常に痛く，腹部膨満，吐き気，嘔吐，排便がない状況

A1
- ●原因疾患：**腸閉塞**（いろいろなタイプがある，がんなど詰まる原因があるもの，腸が捻転したものなど），腸重積（2歳以下），腹水，腹腔内出血
- ●受診科　：消化器内科，消化器外科

Q2 お腹の痛みは弱いが，腹部膨満感があり，ガスが溜まり便通が悪い．以前お腹の手術をした経験がある

A2
- ●原因疾患：**腸閉塞**（癒着性，麻痺性）
- ●受診科　：消化器内科

Q3 お腹が張ってゴロゴロ鳴る．排ガスが多い．それ以外には問題ない．このようなことが，ときどきある．神経質と言われる

A3
- ●原因疾患：呑気症
- ●受診科　：必要ない

Q4 肝硬変がある．最近お腹がふくれてきた

A4
- ●原因疾患：**腹水**（肝硬変，肝臓がん，がん性腹膜炎）
- ●受診科　：消化器内科，肝胆膵外科

歯科ではここに注意！

歯科には特に関連性はない．多くは便秘など軽微な原因であるが，過去にお腹の手術をしたり，肝臓病を患っている患者さんでお腹が張ってきたという場合には，腸閉塞や腹水などの可能性がある．

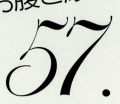

お腹と尿の症状
57. 吐き気があって吐く

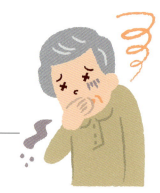

この症状のポイント！

いろいろな病気で嘔吐します．最もよくみられるのは乗り物酔いでしょう．成人では二日酔いもあります．ほかには，胃や腸などの消化器疾患か脳圧（「頭蓋骨（とうがいこつ）」の中の圧）を上げる頭部疾患の場合，嘔吐という症状が起こることが多いのです．三半規管や耳の神経が原因のこともあります．

また，子どもはちょっとしたことであっても嘔吐しやすいのが特徴です．しかし，成人ではめったに嘔吐することはありません．成人が嘔吐するときには重大な疾患が隠れていることが多いのです．たとえば，軽く頭を打っても小児では嘔吐することは珍しいことではありません．しかし，成人で頭を打って嘔吐する場合，何かしら悪い状況が頭の中で起こっていることがかなりの確率であります．

頭蓋内圧の上昇が起こる病気には，頭の中（頭蓋骨の内部）の病気すべてがあてはまります．脳腫瘍や脳卒中ではある程度の大きさを超えると嘔吐が生じます．消化器の病気ばかりではないということを覚えておいてください．耳性のめまいは激しい嘔吐の原因となります．脳の病気では特徴的な小脳の疾患を取り上げました．

代表的な原因疾患と受診科

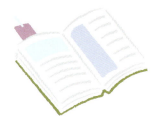

- ●原因疾患：消化管感染症（食中毒含む），消化管潰瘍，消化管悪性腫瘍，**腸閉塞**，前庭神経炎，小脳疾患，薬剤性，メニエール病，**良性発作性頭位めまい症**，頭部外傷，腸重積
- ●受診科　：小児科，消化器内科，耳鼻咽喉科，脳神経外科，救命救急センター

Q&A：患者さんから聞かれたら→具体的な症状から探る原因疾患と受診科

Q1 高血圧がある50代，60代で，急なめまいと嘔吐が始まった

A1
- ●原因疾患：小脳出血，小脳梗塞，メニエール病，良性発作性頭位めまい症
- ●受診科　：脳神経外科，救命救急センター，耳鼻咽喉科

Q2	吐き気と嘔吐があり，腹痛とともに下痢がひどい．1人だけでない
A2	●原因疾患：**消化管感染症**（食中毒，ノロウイルス，ロタウイルス） ●受診科　：消化器内科

Q3	寝ていて，違うほうを向いただけでめまいが起こり，吐く．ときどき起こる
A3	●原因疾患：**良性発作性頭位めまい症**／●受診科：耳鼻咽喉科

Q4	この2，3日腹部が張って気持ちが悪い．食べて嘔吐した．以前お腹の手術をしたことがある
A4	●原因疾患：**腸閉塞**，消化管悪性腫瘍 ●受診科　：消化器内科，外科

Q5	乳幼児で突然吐き始め，粘液と血の混じった便が出，ときどき起こる激痛のため泣く
A5	●原因疾患：**腸重積**／●受診科：小児科（準救急治療を要する）

Q6	産婦人科のがんで，抗がん剤の点滴治療を受けた．ほかに腹痛も下痢もない
A6	●原因：**薬剤性嘔吐**／●受診科：産婦人科

Q7	突然めまいが起こり，聴力が低下し，耳鳴りもある →通常，反復して以前にも起こったことがあるものもあるが，初めての場合もある
A7	●原因疾患：**メニエール病**／●受診科：耳鼻咽喉科

Q8	自転車に乗っていて転倒し，右側頭部を打撲した．一瞬気を失い，すぐ気がついて帰宅したが，もうろうとしてきて何回も吐いた
A8	●原因疾患：**頭蓋内血腫**（急性硬膜外血腫） ●受診科　：救命救急センター（救急車利用），脳神経外科（救急車利用）

歯科ではここに注意！

　歯科には特に関連性はない．小児ではさまざまな原因で軽症でもよく嘔吐するが，子どもと違って成人が嘔吐するときには重大な疾患が隠れていることがある．

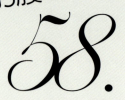
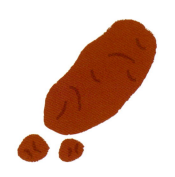

お腹と尿の症状 58. 便が赤黒い

この症状のポイント！

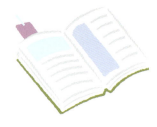

上部消化管からの出血によることが多いといえます．食道や胃，十二指腸からの出血の場合には黒色便(タール便)となりますが，大量出血では鮮血便となることがあります．おおよその目安にはなりますが，必ずしも色だけでは出血部位の確定はできないことがあります．しかし黒い便が出た場合，このような可能性を考えて疑ってみるのも重要だと思います．上部消化管からの出血では，胃酸の影響から血液が黒くなり，黒色便となります．また血液が大腸内に長期滞留すると，腸内細菌によりポルフィリン色素が変化して黒色便となります．

大量の下血(血液あるいは血性の便を排出すること)は吐血と同様，出血量がある程度を超えると体循環血液量が減少し，血圧が下がりショック状態を引き起こします．意識状態は低下し，起き上がっていられなくなり，体調不良を呈します．危険な状態になることもあるので注意が必要です．このような場合には，吐血後にしばらくして下血が起こることが一般的ですが，下血のみに気づくときはショック状態になることは稀です．

大腸がんなどの検診を行うときには便潜血を調べます．しかし，潜血ではなく便の色が変化しているときは，上部消化管や下部消化管からの出血を疑います．前者からの場合には，より黒色の度合いが強いです．

代表的な原因疾患と受診科

- ●原因疾患：胃・十二指腸潰瘍，食道静脈瘤破裂，大腸憩室，潰瘍性大腸炎，大腸がん，胃がん，虚血性大腸炎，血管拡張症
- ●受診科　：消化器内科，救命救急センター(体調不良となったとき)

Q&A：患者さんから聞かれたら→具体的な症状から探る原因疾患と受診科

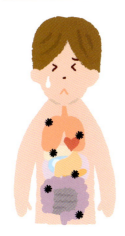

Q1 中高年で便通異常があり，腹部や排便時に痛みは特にないが，血便が出た．赤黒い便で血液の付着ではないようだ

A1
- ●原因疾患：**大腸がん，大腸憩室からの出血**，血管拡張症
- ●受診科　：消化器内科

Q2 高齢者で便秘があり，突然の腹痛にともなって血便と下痢が起こる

A2
- ●原因疾患：**虚血性大腸炎**（腸の血流障害）
- ●受診科　：消化器内科

Q3 若年者で長期にわたって繰り返す粘血便．ときに腹痛がある

A3
- ●原因疾患：**潰瘍性大腸炎**
- ●受診科　：消化器内科

Q4 特に空腹時に上腹部が痛み，吐き気と黒い胃液の嘔吐があり，食欲もない．ストレスに弱い体質である

A4
- ●原因疾患：**胃・十二指腸潰瘍**，胃がん
- ●受診科　：消化器内科

Q5 肝臓が悪く，肝硬変と言われて久しい．全身倦怠感，食欲不振があり，赤黒い胃液を吐いた．下血があった

A5
- ●原因疾患：**食道静脈瘤からの出血**
- ●受診科　：消化器内科，食道外科

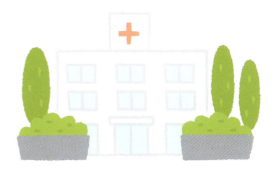

お腹と尿の症状
59. 尿が赤い

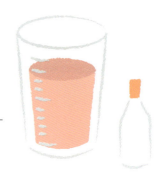

この症状のポイント！

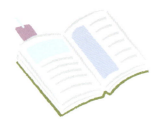

尿の潜血とは見かけは血が混じっていないが，顕微鏡で見ると赤血球が見られるものをいいます．赤くなるほどの尿では，血液はかなりの程度混じっています．潜血のほうが多く，腎臓や尿管，膀胱，尿道それ自体に問題がなくても起こることがあります．

肉眼的に赤い尿は，淡赤色，赤色，赤褐色の尿に分けられます．1ℓの尿中に1mℓの血液が混入するとピンクになります．女性では，経血や痔からの出血と区別することが重要です．

尿に血液が混じっているような疑いがあった場合，腰部の痛み，排尿痛，発熱などの他の症状がないかどうかも重要です．他の症状からある程度の診断が可能となります．排尿痛がある場合には，逆行性の尿路系感染症の可能性がありますが，尿が赤くなることはめったにありません．むしろ尿の混濁が起こります．

代表的な原因疾患と受診科

- ●**原因疾患**：**ピンク色の血尿**（糸球体性，非糸球体性，凝固異常，外傷性，医原性），**赤い肉眼的血尿**（尿路結石，感染症，腎あるいは膀胱の悪性腫瘍），食物や薬物中の色素成分，ヘモグロビン尿｛溶血性疾患（遺伝性球状赤血球症，寒冷凝集素症，自己免疫性溶血性貧血，マラリア），筋肉損傷｝
- ●**受診科**　：腎臓内科，泌尿器科

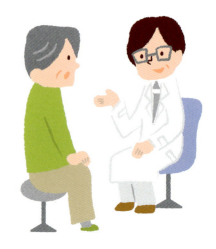

Q&A：患者さんから聞かれたら→具体的な症状から探る原因疾患と受診科

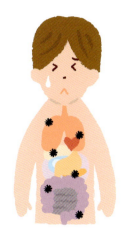

Q1 トイレで尿がピンク色であったので驚いた．次の尿ではそれほどでもなかったが，まだ赤い．腰が我慢できる程度に痛い

A1
- ●原因疾患：**腎糸球体腎炎**，尿路結石，腎臓腫瘍
- ●受診科　：泌尿器科

Q2 突然の非常な激痛が片側の下腹から腰にかけてある．血尿があり吐き気がする．刺すような痛みが繰り返して起こる

A2
- ●原因疾患：**尿路結石**（尿管結石）
- ●受診科　：泌尿器科

Q3 赤褐色の尿が出たが，ほかに症状はない

A3
- ●原因疾患：**溶血性疾患**（遺伝性球状赤血球症，寒冷凝集素症，自己免疫性溶血性貧血，マラリア），慢性糸球体腎炎
- ●受診科　：血液内科，膠原病内科

 歯科ではここに注意！

　歯科診療との関連は特にないが，尿の潜血があり排尿痛もある場合には，尿道炎や膀胱炎が最も考えられることは知っておきたい．尿が赤くなる場合には，尿管結石あるいは腎臓や膀胱の腫瘍などを疑って検査しなければならない．

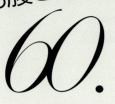

お腹と尿の症状 60. 尿が出にくい

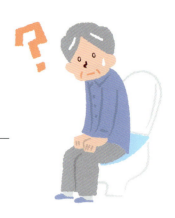

この症状のポイント！

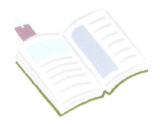

尿が出にくくなるというのは，ここでは尿意があるのにすぐに出せない，あるいは出ない状況を指します．ほかに尿自体が少なくなることもあります．急に尿が出にくくなる場合と，徐々にあるいはいつも尿が出にくい場合とがあり，原因は異なっています．前者は，もともと排尿筋の活動が低下していて薬剤が引き金になって出なくなる場合や，慢性の排尿困難が急に悪化して出なくなることから起こります．また神経質な人は，心理的要因で排尿ができなくなることもあります．最もよくみられるのは高齢者の30％に起こると言われる前立腺肥大であり，これは徐々に起こってくるものです．最近は，同様の症状を呈する前立腺がんも増加しています．脳卒中後遺症として，あるいは脊髄疾患の後遺症として見られることもあります．ほとんどの場合，性別から判断できます．女性では尿が出にくいという訴えではなく，むしろ尿が漏れるほうの問題が多いです．男性では脳卒中や脊髄疾患がない場合には，前立腺の疾患が大部分を占めます．

代表的な原因疾患と受診科

- ●**原因疾患**：**前立腺肥大，急性前立腺炎，前立腺がん**，先天性尿道疾患，膀胱脱，**排尿筋低活動**（脳卒中，脊髄疾患），**薬剤**（筋弛緩薬，抗精神病薬，糖尿病治療薬），心理的要因
- ●**受診科**　：泌尿器科，薬剤を処方された診療科

Q&A：患者さんから聞かれたら→具体的な症状から探る原因疾患と受診科

Q1 加齢とともに排尿が昔のようではなく，勢いがなく尿線も細くなった

A1 ●**原因疾患：加齢，前立腺肥大，前立腺がん**／●**受診科**：泌尿器科

Q2 会陰部に痛みがあり，排尿痛があり残尿感もある．発熱がある．尿に血や膿のようなものが混じって見える

A2 ●**原因疾患：急性前立腺炎**／●**受診科**：泌尿器科

Q3 脳卒中の後遺症がある．自分で排尿するのが困難である

A3 ●**原因疾患：排尿筋低活動**／●**受診科**：泌尿器科

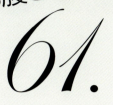

お腹と尿の症状
61. 排尿時に痛みがある

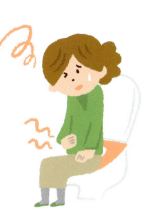

この症状のポイント！

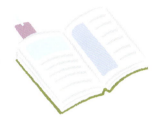

排尿時の痛みは尿路の細菌感染症であり，排尿痛とともに排尿後においても尿意を感じる(頻尿，残尿感)ことが特徴的です．また，尿路の短い女性では膀胱炎を併発しやすいのですが，男性では尿路が長くほとんど見られません．細菌の上行性感染により，膀胱炎さらには腎盂腎炎を生じます．膀胱炎の症状は，頻尿(残尿感)，排尿痛，尿混濁，血尿ですが，腎盂腎炎になると発熱(高熱)と側腹部痛が生じます．

代表的な原因疾患と受診科

- ●原因疾患：**尿道炎，膀胱炎，腎盂腎炎**
- ●受診科　：泌尿器科(男性，女性)，産婦人科(女性)

Q&A：患者さんから聞かれたら→具体的な症状から探る原因疾患と受診科

Q1	20代女性．性行為の翌日午後から排尿痛があり，尿は白く混濁している．トイレに行った後もすぐまた行きたくなる．熱はない
A1	●原因疾患：**膀胱炎(＋尿道炎)**／●受診科：泌尿器科，産婦人科
Q2	閉経前後の女性．頻尿，排尿痛，尿混濁があったが，我慢していたところ突然高熱が出て，右脇腹が痛くなった
A2	●原因疾患：腎盂腎炎／●受診科：腎臓内科，泌尿器科
Q3	40歳男性．性行為の翌日排尿痛があり，トイレに行った後もすぐまた行きたくなる
A3	●原因疾患：尿道炎／●受診科：泌尿器科

 歯科ではここに注意！

歯科には特に関連性はない．排尿時の痛みは尿路感染症(尿道炎)が原因で，男性では尿道炎になることは稀だが，女性では尿道が短いので尿道炎から膀胱炎になりやすい．

お腹と尿の症状
62. トイレが近い

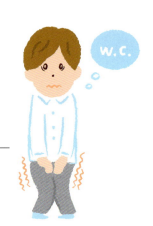

この症状のポイント！

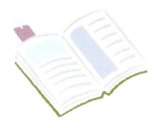

CHAPTER 1. の 8.「のどがひどく渇く」の項も参照していただきたいと思います．多尿の場合は，のどの渇きとほとんど同じ原因であることが多いのですが，多尿（1日2.5〜3ℓを超えるもの）ではなく，排尿の回数（1日10回以上）に問題がある場合には，泌尿器科の疾患が原因であることが多いのです．

ここでは，のどの渇きをともなわず多尿ではない場合で，排尿の回数のみ多くなっているものを取り上げます．

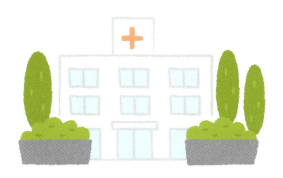

代表的な原因疾患と受診科

- ●原因疾患：尿路感染症（尿道炎，膀胱炎），尿路結石，前立腺肥大，前立腺がん，心因性頻尿，薬剤（アルコールやコーヒー，緑茶の習慣性多量摂取を含む）
- ●受診科 ：泌尿器科，精神科

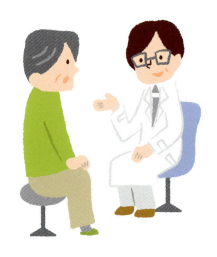

Q&A：患者さんから聞かれたら→具体的な症状から探る原因疾患と受診科

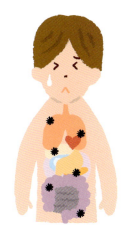

Q1 混濁した尿（女性が多く，男性では稀）で，排尿痛がある．すぐトイレに行きたくなり，排尿したくなるが少量しか出ない

A1
- ●原因疾患：**尿道炎，膀胱炎**
- ●受診科　：泌尿器科，産婦人科

Q2 血尿があり，片側の腰がひどく痛い（息ができなくなるほど周期的に痛い）

A2
- ●原因疾患：**尿路結石**
- ●受診科　：泌尿器科

Q3 最近尿の出が悪く，少ししか出ない．尿線が細く弱くなった

A3
- ●原因疾患：**前立腺肥大，前立腺がん**
- ●受診科　：泌尿器科

Q4 検査しても何も原因はないが，目覚めているときに頻回にトイレに行く

A4
- ●原因疾患：**心因性頻尿**
- ●受診科　：心療内科

Q5 嗜好品を多く好む

A5
- ●原　因：アルコール，コーヒー，緑茶の摂取が他人より多い
- ●受診科：必要ない

Q6 排尿しても，またすぐにトイレに行きたくなる．トイレの回数が多い

A6
- ●原因疾患：**前立腺肥大，前立腺がん**
- ●受診科　：泌尿器科

歯科ではここに注意！

頻尿で歯科治療に支障があるような場合には，尿路感染症や前立腺疾患を疑う．

お腹と尿の症状 63. 生理が不規則になり止まった

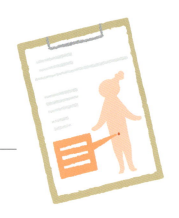

この症状のポイント！

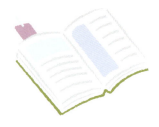

生理が止まるには，性ホルモンの分泌異常が起こっている可能性が高いです．性ホルモンは下垂体および卵巣から分泌されます．生理には，主として下垂体のホルモンが関与していますが，卵巣から分泌されるホルモンと下垂体からのホルモンは互いにその影響を受け合っているのです．また，過度の運動やストレスもホルモンに影響を与え，生理が止まることがあります．

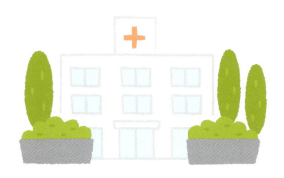

代表的な原因疾患と受診科

- ●原因疾患：**閉経，体調不良**（精神的負荷，肉体的負荷），**妊娠**（子宮外妊娠含む），**脳腫瘍**（下垂体腺腫，嚢胞性病変，頭蓋咽頭腫，胚細胞性腫瘍）
- ●受診科　：産婦人科，脳神経外科

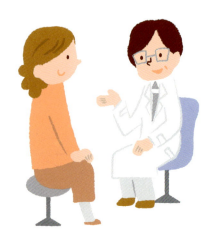

Q&A：患者さんから聞かれたら→具体的な症状から探る原因疾患と受診科

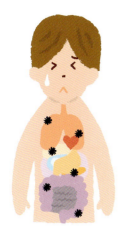

Q1 精神的なショックを受けた，あるいは大きな病気をした

A1
- ●原　因：**体調不良(ホルモンの分泌バランス不良)**，脳腫瘍
- ●受診科：産婦人科

Q2 妊娠の可能性がある
→気がつかずにいることもあるが，行為について若い女性であれば自覚していること(子宮外妊娠の場合，破裂とともに突然の腹痛と貧血が起こるので，絶えず念頭においておくこと)

A2
- ●原　因：**妊娠による生理消失**
- ●受診科：産科

Q3 生理不順と乳汁分泌がある
→この場合，視力・視野の異常は起きない

A3
- ●原因疾患：**下垂体腺腫(小さな機能性腺腫)**
- ●受診科　：産婦人科，脳神経外科

Q4 目が見にくくなった，よく人とぶつかる．

A4
- ●原因疾患：**下垂体腺腫(大きな腺腫)**，囊胞性病変，頭蓋咽頭腫，胚細胞性腫瘍
- ●受診科　：脳神経外科

Q5 目が見にくいと同時に，尿が多くなり，異常にのどが渇く

A5
- ●原因疾患：**下垂体部脳腫瘍(胚細胞性腫瘍)**
- ●受診科　：脳神経外科

 歯科ではここに注意！

歯科には特に関連性はないが，若い女性の場合，原因として妊娠や過度のスポーツ，あるいは下垂体の腫瘍があることを知っておく．

149

CHAPTER 6

手足の症状 (64〜81)

　手足の麻痺(運動機能異常)やしびれ(感覚機能異常)，手足の不調は症状としては非常に目立ち，本人だけでなく家族や身近な人にもすぐにわかります．手足の異常では両側か片側かで，あるいは手だけなのか足もなのかなど，それぞれの特徴でどこに原因があるのかある程度判断できます．

　脳が原因で麻痺あるいはしびれが起こるとすると，右か左の片側の手足に麻痺やしびれが起こります．

　脊髄の原因で麻痺あるいはしびれが起こるときは，通常，四肢麻痺になるか両側の下肢の麻痺となります．

　四肢血管に異常(閉塞)が起こるときは，血管の支配する領域の異常となるので対応する手足の症状が現れます．4つの血管それぞれに起こる可能性があり，閉塞した血管ではそこより末端部の脈が触れにくくなります．

　手足ではありませんが，手足に続く体幹では腰の異常が多いです．そのうち最も多い症状の「腰痛」はさまざまな原因で起こります．そして，腰痛は多くの人が悩んでいる症状でもあり，ヒトが直立二足歩行するようになり，上半身の重さが腰にかかるようになって起こってきたものと考えられます．

手足の症状
64. 手に力が入らない

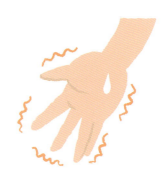

この症状のポイント！

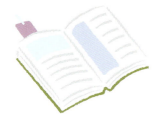

　一方の手に力が入らないことに気づいたとき，足のほうにも異常があるかないかをまず調べてください．

　手だけの場合は，次のような2, 3の原因が考えられます．同じ側の足にも脱力がある場合，あるいは両方の手足に力が入らなくなってきた場合など，いくつかの組み合わせで原因が異なります．

　このように上肢だけの場合，同じ側の手と足の場合，手と足が異なる側の場合，すべての手足に力が入りにくい場合などさまざまなケースがあるので，力の入らない場所がどこなのかきちんと把握することが大切です．上述したように，これらの組み合わせで原因を推定することが可能です．うたた寝や寝相が悪くて手を下にしていたような単純なものから神経内科の重い疾患に至るまで，多くのものがあります．同時にしびれ(感覚障害)があるような場合には，末梢神経の障害が疑われ，その場合には比較的単純な一時的なものであることが多いです．

代表的な原因疾患と受診科

- ●**原因疾患**：**遺伝性疾患**(家族性筋萎縮性側索硬化症，家族性痙性対麻痺，その他)，**孤発性筋萎縮性側索硬化症**，進行性球麻痺，**平山病**，ポリオ，種々筋炎，薬物(横紋筋融解症)，**末梢神経障害**(末梢神経損傷含む)，**頸椎症**(ヘルニア含む)，脳腫瘍，脳卒中(出血，梗塞，進行性梗塞)
- ●**受診科**：脊椎・脊髄外科，神経内科，脳神経外科，整形外科

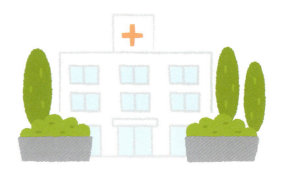

Q&A：患者さんから聞かれたら→具体的な症状から探る原因疾患と受診科

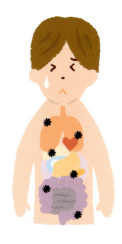

Q1 一方の手だけに力が入らない

A1
- ●原因疾患：**頸椎椎間板ヘルニア，末梢神経損傷**(圧迫など)，**平山病**
- ●受診科　：脳神経外科，神経内科，脊椎外科

Q2 もともと同じ側の手がしびれていた．手以外問題ないが，つらい

A2 ●原因疾患：**頸椎椎間板ヘルニア**／●受診科：脊椎外科，脳神経外科

Q3 長時間腕枕をしていた

A3
- ●原　因：**末梢神経損傷**(神経圧迫など)
- ●受診科：脳神経外科，整形外科

Q4 同じ側の背中が痛くなり，手がだるくなって，肩の筋肉がやせてきた

A4 ●原因疾患：**平山病**／●受診科：神経内科，脳神経外科

Q5 家族に同じような病気があり，手足の麻痺がある．しゃべるのが下手になった

A5
- ●原因疾患：**遺伝性疾患**(家族性筋萎縮性側索硬化症，家族性痙性対麻痺，その他)
- ●受診科　：神経内科

Q6 徐々に片側の手足に力が入りにくくなった

A6
- ●原因疾患：**脳腫瘍，進行性脳梗塞**(小梗塞が多い)
- ●受診科　：脳神経外科，神経内科

Q7 突然片側の手足が動かしにくくなった

A7 ●原因疾患：**脳卒中**(出血，梗塞)／●受診科：脳神経外科，神経内科

 歯科ではここに注意！

歯科には特に関連性はない．原因としてよくあるのは，夜間腕枕をして眠り，起きたときに手が動かしにくく，しびれているという場合である．これは典型的な物理的末梢神経障害であるが，かなり障害が大きくても数日で治るので心配いらない．

153

手足の症状
65. 手足がしびれる

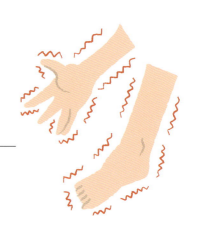

この症状のポイント！

しびれるという時，人によってその意味するところが異なっているので注意を要します．ある人は感覚の異常を訴えるが，他の人はしびれて手が動かないなどということもあります．後者は，運動機能のことを指しているのです．本来の意味は感覚の異常であり，正座のときに足がしびれるというように，ジンジンするような感覚のとき使用すべき言葉ですが，人によってはそうではないこともあるということを知っておく必要があります．

ゆえに，どのような症状であるのか正確にとらえることが重要です．また突然起こったのか，いつとはなしに気がついたのかなどによっても原因が異なります．軽度なものでは，糖尿病とアルコールが多いといわれています．

代表的な原因疾患と受診科

- ●原因疾患：**脳出血**（いろいろな原因による出血），**脳梗塞**（大脳半球梗塞，延髄梗塞），**脳腫瘍**（良性腫瘍，悪性腫瘍），**頸椎症**，**頸椎椎間板ヘルニア**，**腰部脊柱管狭窄症**，腰椎椎間板ヘルニア，脊髄腫瘍，脊髄空洞症，**末梢神経障害**（**糖尿病**，膠原病，薬物中毒，ギラン・バレー症候群，アルコール，手根管症候群），多発性硬化症，うつ病，低カルシウム血症，閉塞性動脈硬化症（手足），バージャー病，ビタミンB_1欠乏，循環障害による下肢神経障害
- ●受診科　：神経内科，脳神経外科，整形外科，膠原病内科，血管外科

Q&A：患者さんから聞かれたら→具体的な症状から探る原因疾患と受診科

Q1 突然，しびれと同時に同じ側の手足が動きにくくなった．ろれつが回らず，歩けない

A1
- ●原因疾患：**脳梗塞**，脳出血
- ●受診科　：救命救急センター，脳神経外科，神経内科

Q2	寝違えたのか首が回らず痛く，片側の腕から手までビリビリしびれて痛い．足は問題ない．動かすことはできる
A2	●原因疾患：**頸椎椎間板ヘルニア** ●受診科　：整形外科，脳神経外科

Q3	両手足の神経がなんとなくしびれていて感覚がおかしい．手袋をはめているような感じ
A3	●原因疾患：**糖尿病，薬物性**，アルコール ●受診科　：神経内科

Q4	片側の手指が動きにくくなり手のひらの筋肉がやせてきた．指の神経がピリピリして変な感じである
A4	●原因疾患：**手根管症候群**／●受診科：整形外科

Q5	重いものを持ち上げたとき，腰に激痛が走り，その後片側の足の後ろ側にビリッとする痛みとしびれがある
A5	●原因疾患：**腰椎椎間板ヘルニア**／●受診科：脳神経外科，脊椎脊髄外科

Q6	長時間座っていて立ち上がったとき，足がいうことをきかず，その後ジンジンしびれてきた．さわると痛い
A6	●原因：**一過性の下肢神経障害**（循環障害による）／●受診科：必要ない

Q7	片側の足が長く歩くと疲れる．さわると冷たく，感覚がおかしくなった
A7	●原因疾患：**閉塞性動脈硬化症**，バージャー病／●受診科：血管外科

 歯科ではここに注意！

　先述したが，近年，歯周疾患と全身血管の閉塞性疾患との関連性が指摘されるようになった．発症に関係し症状を悪化させる要因として喫煙が挙げられている下肢のバージャー病についても，喫煙だけでなく歯周病との関連が指摘されている．

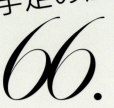
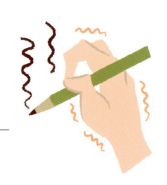

手足の症状 66. 手が震えて字が書けない

この症状のポイント！

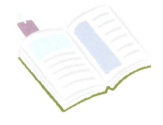

中高年になって，「字を書こうとしても震えるためにずいぶん下手になり，ミミズが這ったような字になる」また，「こぼしてしまうので酒のお酌ができなくなった」などの症状は，本当に手の震えによるものか，あるいは麻痺はないのに手が思うようにうまく動かないのか，どちらであるのかを判断する必要があります．

前者は振戦といい比較的律動性の動きを示し，後者には運動失調や不随意運動が含まれ，その原因は別のものです．書字の際のみに起こるのは，特定の姿勢をとることによるもので，前腕（肘より手までの部分）が内と外に交互に動いて字が書けなくなるのです．

最も多くみられるのは，パーキンソン病による振戦と本態性（家族性）振戦ですが，治療に用いる内服薬は異なります．正確に診断した後治療することが必要です．

代表的な原因疾患と受診科

- ●原因疾患：**心因性**，**本態性（家族性）振戦**，**原発性書字振戦**，**薬剤性振戦**，**アルコール離脱症候群**，小脳性振戦，**パーキンソン病**，小脳性運動失調，脊髄性失調，前庭性失調，脊髄小脳変性症
- ●受診科　：神経内科，精神科，脳神経外科

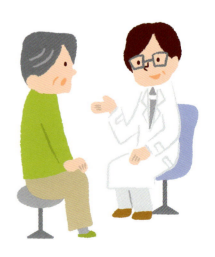

Q&A：患者さんから聞かれたら→具体的な症状から探る原因疾患と受診科

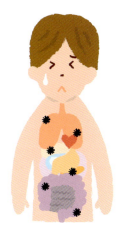

Q1 字を書こうとすると手が震えてしまう．それ以外では大丈夫なのだが

A1
●原因疾患：**書字振戦（本態性振戦の一つ），書痙**
●受診科　：神経内科

Q2 小脳の病気をした後，字を書くときまっすぐ書けずどちらかに寄ってしまう．また，だんだん小さな字になってしまう

A2
●原因疾患：**小脳性運動失調**
●受診科　：脳神経外科

Q3 うまく字が書けないだけでなく，じっとしていても絶えず指が震えている．また，歩き始めがうまくいかず，顔も表情が少ない．体が硬く，歩くと前かがみになる

A3
●原因疾患：**パーキンソン病**
●受診科　：神経内科

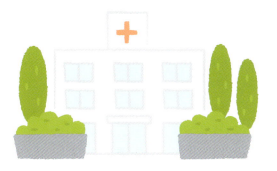

 歯科ではここに注意！

受付で字が書けなかったり，診療費を支払うときに手が震えてうまくいかないなどの症状のある患者さんでは，上述したような疾患があるかもしれない．

手足の症状 67. 手を上に挙げていると腕がだるくなる

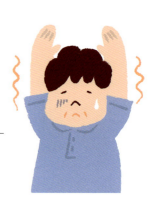

この症状のポイント！

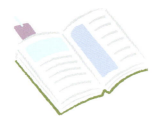

「電車のつり革を持っていると，すぐ腕がだるくなる」「何かを持ち上げようとして腕を上にすると，すぐだるくなる」などの症状です．通常はそれほど，すぐにだるくなることはありません．腕を挙上することは重力に抗した動作であることからエネルギーをかなり使い，この状況はエネルギーの補給か消費の障害が起こっていることを意味します．

つまり，血液により運ばれるエネルギー源の酸素とブドウ糖の供給障害，あるいは筋肉がそのエネルギー源をうまく活用できない状態が考えられます．前者は血行の障害であり，後者は筋肉の障害です．もう一つの原因としては，神経の働きがにぶっていても同じことが起こります．つまり，この症状は血管の狭窄・閉塞，筋疾患，神経疾患が原因となります．筋肉の萎縮が目だつときは，筋疾患と脊髄の運動神経が障害される場合です．

代表的な原因疾患と受診科

- ●**原因疾患**：腕の循環障害（血管の狭窄・閉塞），進行性筋ジストロフィー（ほとんどが遺伝性），多発筋炎，炎症性ミオパチー，薬物（横紋筋融解症），頸椎症，頸椎椎間板ヘルニア，平山病，神経痛性筋萎縮症，筋萎縮性側索硬化症
- ●**受診科**：神経内科，脳神経外科

Q&A：患者さんから聞かれたら→具体的な症状から探る原因疾患と受診科

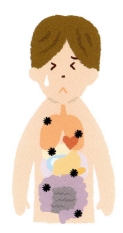

Q1 あるとき片側の肩甲骨のあたりから腕にかけて強い痛みがあり，そうこうするうちに筋肉の脱力が生じた．しばらくして肩から腕の筋肉が細くなり，腕を上げるとだるい（3年後にはかなり回復した）

A1
- 原因疾患：**神経痛性筋萎縮症**
- 受診科　：神経内科

Q2 いつの頃からか片側の腕がだるくなり，特に挙上すると著しい．血圧も左右差があり，こちら側の腕で測ると低いと言われた

A2
- 原因疾患：**血管の閉塞**（鎖骨下動脈あるいは無名動脈閉塞）
- 受診科　：脳神経外科，神経内科

Q3 全身の筋肉に脱力と萎縮がある．だんだん歩行もできなくなってきた．手足の動きがうまくいかない．家族に同じような人がいる

A3
- 原因疾患：**進行性筋ジストロフィー**
- 受診科　：神経内科，小児科（小児発症）

Q4 いつの頃からかろれつが回らなくなり，細かい動作ができなくなった．指が細くなって，歩くのもつらい

A4
- 原因疾患：**筋萎縮性側索硬化症**
- 受診科　：神経内科

Q5 以前，突然首の後ろが痛くなり，同じ側の肩から腕にかけてしびれがあったが，最近は手に力が入らない．腕の筋肉もやせてきた

A5
- 原因疾患：**頸椎椎間板ヘルニア**
- 受診科　：脊椎脊髄外科，脳神経外科

 歯科ではここに注意！

　上肢だけでもいろいろな原因疾患が考えられる．上述のような疾患に罹患すると，歯科診療のような仕事も行うことが難しく，重力に抗して長い間手を宙ぶらりんにしての作業ができなくなる．

手足の症状 68. 手や指がやせてきた

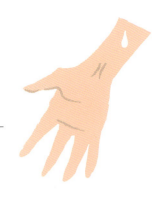

この症状のポイント！

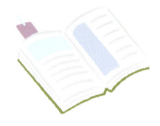

急激に変化すれば本人もわかりますが，徐々に起こった場合にはなかなかわからず，かなり進行した時期になってようやく気づくことになります．また手指の力も弱くなり，飲み物のボトルのキャップを回せなくなって気づきます．親指の根本の筋肉(母指球)，小指の根本の筋肉(小指球)のあたりのやせが目立ちます．また指の筋肉もやせると，指と指の間が空くようになります．

神経内科の疾患が多く，これらは進行性です．整形外科の疾患では，頸椎の疾患により起こるものと手首にある手根管という部が神経を圧迫して起こるものがあります．神経内科の疾患でも整形外科の疾患でも，指がやせてくるのは徐々に起こることが多く，かなり症状が進んで見つかることが多いです．

代表的な原因疾患と受診科

- ●原因疾患：**手根管症候群，頸椎症，頸椎椎間板ヘルニア，筋萎縮性側索硬化症，筋ジストロフィー**
- ●受診科　：神経内科，整形外科

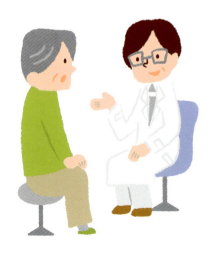

Q&A：患者さんから聞かれたら→具体的な症状から探る原因疾患と受診科

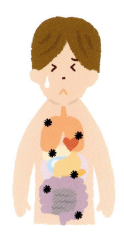

Q1 中年以降の女性．片側の手の親指から中指までしびれと痛みが起こり，朝にひどい．夜間に目が覚めることもある．親指の付け根の筋肉がやせてきて平べったくなった

A1
- ●原因疾患：**手根管症候群**
- ●受診科　：脳神経外科，整形外科

Q2 首の周りが痛く，腕と手がしびれていたが，最近，腕の筋肉と指の筋肉がやせてきた

A2
- ●原因疾患：**頸椎症，頸椎椎間板ヘルニア**
- ●受診科　：脳神経外科，脊椎脊髄外科

Q3 いつの頃からかろれつが回らなくなり，細かい動作ができなくなった．指が細くなって，歩くのもつらい

A3
- ●原因疾患：筋萎縮性側索硬化症
- ●受診科　：神経内科

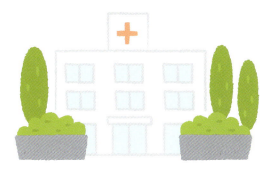

 歯科ではここに注意！

　神経内科的疾患である筋萎縮性側索硬化症は，運動神経細胞の変性脱落によって起こる．手指などの筋肉の萎縮だけではなく，他の筋肉も萎縮してくるので，初期症状として指の萎縮の前に舌や咽頭筋の麻痺により発語の障害や嚥下の障害が起こることがある．

161

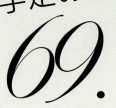

手足の症状 69. 指が腫れて痛い

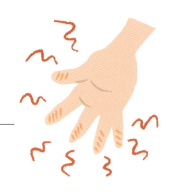

この症状のポイント！

手の指，足の指が腫れて痛い場合，いくつかのことが考えられます．手の指の場合，1本の指だけか両側の指か複数か，によっても考えるべきことが違ってきます．

足の親指の付け根が腫れて飛び上がるほど痛いのは，ほとんどの場合痛風で，血液検査では尿酸値が高くなっています．ネズミが齧っているような痛みと表現されます．手の指の場合，関節リウマチによる関節炎のことが多いです．両側で対称性に起こることが特徴的です．また，血友病などで関節に出血するようなときも腫れて痛みを生じます．

野球などで指を打撲し，骨折することもあり，皮下に黒く血液成分が沈着し，腫れることもあります．このように皮下に黒い沈着があり，腫れてひどく痛い場合には骨折を疑います．放置すると指が曲がります．関節リウマチのような炎症性疾患では，紅く腫れて熱感があり，疼痛（ズキズキする痛み）があるのが特徴です．他の炎症性疾患の膠原病でも関節炎を生じます．

代表的な原因疾患と受診科

- ●**原因疾患**：**外傷，関節血腫，痛風，反応性関節炎，関節リウマチ，若年性特発性関節炎，その他の膠原病**
- ●**受診科**：膠原病内科，整形外科，血液内科

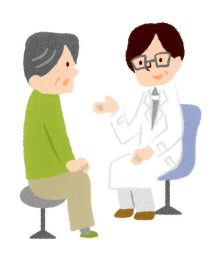

Q&A：患者さんから聞かれたら→具体的な症状から探る原因疾患と受診科

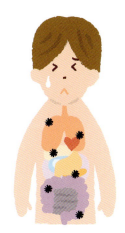

Q1 野球をしていてボールを受けたときに薬指が痛くなった．後で腫れてきて痛い．翌日も痛く，皮膚が黒くなっている

A1
- ●原因疾患：**外傷**（骨折）
- ●受診科　：整形外科

Q2 いつの間にか足の親指の付け根が紅く腫れて，非常に痛い．熱い感じがする．そういえば前にもなったことがある

A2
- ●原因疾患：**痛風**
- ●受診科　：膠原病内科，内科開業医

Q3 両手の人差し指と中指の関節付近が腫れている．少し痛い

A3
- ●原因疾患：**関節リウマチ**
- ●受診科　：膠原病内科

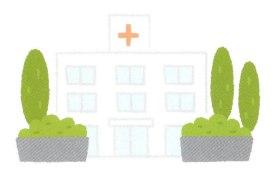

 歯科ではここに注意！

　歯科には特に関連性はない．手の複数の指がゴツゴツして腫れている場合，あるいは指が変形している場合には，関節リウマチであることが多いことは知っておきたい．足の場合には高尿酸血症による痛風発作であることが多く，拇趾の付け根に発赤をともなって発症する．

手足の症状 70. 手足の関節付近に腫れ物がある

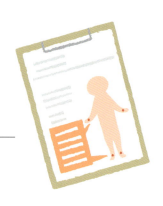

この症状のポイント！

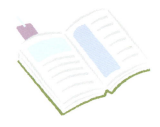

関節のあたりの腫れ（腫脹）は，2，3の原因を考えます．まず多いのは，手首にできやすい比較的硬い弾力性のあるガングリオンです．これは自然に消失することもあるのですが，治らないときには内容液を針でぬくこともあります．通常は痛みはないので放置してもよいのですが，腱や神経を圧迫すると痛みが出ます．

ほかには対称性の腫脹で発赤，熱感，圧痛があり，朝のこわばりがあれば，関節リウマチの可能性も考えます．血友病の男児では，関節腔に出血して痛みを生じます．また，中年男性に起こる痛風も足の親指の関節に起こり，発赤，腫脹，激しい痛み，熱感などが特徴です．

代表的な原因疾患と受診科

- ●原因疾患：関節リウマチ，ガングリオン（粘液嚢胞），痛風，血友病
- ●受診科　：整形外科，外科，膠原病・リウマチ内科，血液内科

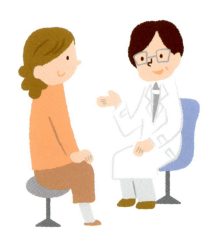

Q&A：患者さんから聞かれたら→具体的な症状から探る原因疾患と受診科

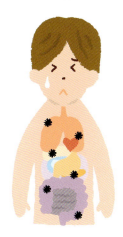

Q1 若年女性．右手首に弾力性のある腫れ物ができ，少しずつ大きくなってきた．皮膚の色は異常なく痛みもない

A1
- ●原因疾患：**ガングリオン**
- ●受診科　：整形外科

Q2 男児．急に膝の関節が痛くなり，皮膚のあたりが黒くなってきた

A2
- ●原因疾患：**血友病**
- ●受診科　：血液内科

Q3 中年男性．以前にも起こったことがあるが，足の親指の付け根あたりが赤く腫れており，とても痛い

A3
- ●原因疾患：**痛風**
- ●受診科　：膠原病内科，整形外科，内科開業医

Q4 手の指が左右同じように腫れてきて押すと痛い．熱を持っている感じがする．朝指のこわばりがあり，動かし始めが痛い．発熱，脱力感があり疲れやすい

A4
- ●原因疾患：**関節リウマチ**
- ●受診科　：膠原病・リウマチ内科

 歯科ではここに注意！

膝関節が痛いと訴える血友病の男児の歯科治療は慎重に行う．凝固因子を補った後での治療を考えたほうがよい．

手足の症状
71. 手足の指先がふくらんだ

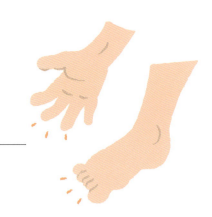

この症状のポイント！

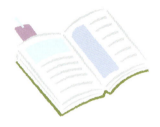

指先がふくらむという表現はすべてに当てはまるわけではありませんが，形態的に末端がふくらんだように見える場合を指します．ばち状指となる原因には呼吸器疾患，心疾患，肝硬変，潰瘍性大腸炎，クローン病，甲状腺機能亢進症，ホジキン病があり，手足の指先が太くなるものでは末端肥大症があります．

どちらも痛みや熱感，皮膚の発赤はありません．徐々に変化するため，本人はあまり気づかないことが多く，ばち状指のメカニズムは不明です．

代表的な原因疾患と受診科

- ●原因疾患：**呼吸器疾患(慢性肺疾患, 肺気腫**, 肺がん, 胸膜腫瘍, 肺動静脈瘻)，心疾患(チアノーゼ性先天性心疾患, 感染性心内膜炎)，消化器疾患(潰瘍性大腸炎, クローン病, 消化管腫瘍)，甲状腺機能亢進症，ホジキン病，末端肥大症(下垂体腺腫)
- ●受診科　：呼吸器内科，循環器内科，消化器内科，内分泌内科，血液内科

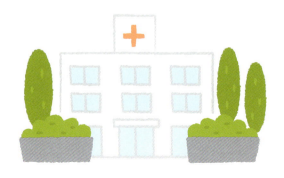

Q&A：患者さんから聞かれたら→具体的な症状から探る原因疾患と受診科

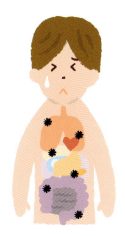

Q1 長年呼吸器の病気で通院している．指が変な形になった

A1
- ●原因疾患：**呼吸器疾患（慢性肺疾患，肺気腫，肺がん，胸膜腫瘍，肺動静脈瘻）**
- ●受診科　：呼吸器内科

Q2 咬み合わせがいつの頃からかうまくいかなくなり，額が突出し，唇が分厚くなり，顔つきが変わった．体ががっしりしてきて，手足の指が太くなった．これまでの靴が履けなくなった（足が大きくなった）

A2
- ●原因疾患：**末端肥大症（下垂体腺腫）**
- ●受診科　：脳神経外科

Q3 生まれつき心臓の病気があり，皮膚の色が青紫で，運動も苦しくてできない

A3
- ●原因疾患：**先天性心疾患（チアノーゼ）**
- ●受診科　：循環器内科

 歯科ではここに注意！

　歯科診療に関連が深いのは末端肥大症の患者さんで，咬合不全を訴えとして歯科を受診することが多いと考えられる．手指の末端も大きくなり，容貌も眉間が突出し，唇もぶ厚く舌も巨大となるので，下垂体腺腫による末端肥大症と診断するのは難しくはない．

手足の症状
72. 手足の麻痺がある

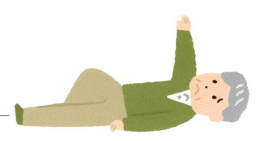

この症状のポイント！

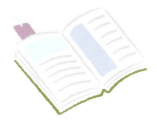

CHAPTER 6.の冒頭にも記しましたが，同じ側の手足の麻痺か手だけの麻痺か，足だけの麻痺か，両下肢の麻痺か，などで原因となる疾患が異なります．また脳でも脊髄でも，末梢神経(手足にある神経)でも，感覚と運動の神経は近くにあるので両者の症状が現れることが多いのですが，その近さは末梢神経→脊髄→脳の順で遠くなります．したがって，どちらかの症状がない場合には，よほど小さな病変か脳の疾患ということになります．

代表的な原因疾患と受診科

- ●原因疾患：**脳出血**(いろいろな原因による出血)，**脳梗塞**(大脳半球梗塞，延髄梗塞)，**慢性硬膜下血腫，脳腫瘍**(良性腫瘍，悪性腫瘍)，**頸椎症，頸椎椎間板ヘルニア，後縦靱帯骨化症，腰部脊柱管狭窄症，腰椎椎間板ヘルニア**，脊髄腫瘍，脊髄空洞症，多発性硬化症，閉塞性動脈硬化症(手足)
- ●受診科　：救命救急センター，脳神経外科，脊椎脊髄外科，神経内科，血管外科

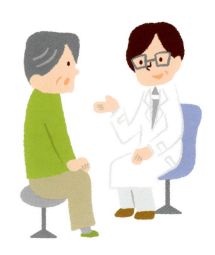

Q&A：患者さんから聞かれたら→具体的な症状から探る原因疾患と受診科

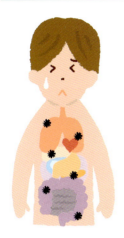

Q1 突然ろれつが回らなくなり，片側の手足が動きにくくなった．歩けない．もともと高血圧である

A1
- ●原因疾患：**脳出血，脳梗塞**
- ●受診科　：救命救急センター（救急車利用），脳神経外科，神経内科

Q2 徐々に足に力が入りにくくなってきて，歩きにくい．長く歩けない．つまずいて転ぶことがある．両手の動きはまったく問題ない

A2
- ●原因疾患：**脊髄腫瘍，腰部脊柱管狭窄症**
- ●受診科　：脳神経外科，脊椎脊髄外科

Q3 ずっと以前から少しずつ片側の手足に力が入らなくなってきて，歩くのもつらいが，反対側の手足は問題ない

A3
- ●原因疾患：**良性脳腫瘍**（髄膜腫など）
- ●受診科　：脳神経外科

Q4 高齢者．2か月前頃に酔って転倒して頭部を打撲，少しの間意識を失った．その後何ともなかったが，4，5日前からまっすぐ歩けなくなり，今日あたりからなんとなく右手足に力が入らない．頭は重い感じがする

A4
- ●原因疾患：**慢性硬膜下血腫**（左側）
- ●受診科　：脳神経外科

Q5 数か月前から首が痛く，手のしびれがあったが，最近手の指に力が入りにくく蛇口を強く閉められなくなった

A5
- ●原因疾患：**頸椎椎間板ヘルニア，頸椎症**
- ●受診科　：脳神経外科，脊椎脊髄外科

Q6 30歳女性．ずっと以前，子どもの頃から片側の手足のしびれがあったが，その後両側のしびれと痛みとなり，この頃手足の動きが悪くなり手足の筋肉がやせてきた．頭はしっかりしている

A6
- ●原因疾患：**脊髄空洞症**（先天性，脊髄腫瘍）
- ●受診科　：脳神経外科

Q7	いつの頃からか歩行がぎごちなくなり，よくつまずく．手先の細かい運動ができなくなった．片側の腕にしびれと鈍痛が生じて細かい動作が下手になった．首がよく回らない
A7	●原因疾患：**後縦靱帯骨化症，変形性頸椎症** ●受診科　：脳神経外科，脊椎脊髄外科
Q8	成人女性．数週間前から片側の手が何となくおかしかったが，しびれも出てきた．同じ側の足も何となくおかしい．いくぶん症状の進行悪化が早いような気がする
A8	●原因疾患：**多発性硬化症，悪性脳腫瘍** ●受診科　：脳神経外科，神経内科
Q9	手を上げてつり革を持っていると手がすぐだるくなる．血圧をこちら側の腕で測ると，反対側に比べてかなり低い
A9	●原因疾患：**鎖骨下動脈閉塞** ●受診科　：脳神経外科，神経内科
Q10	高齢男性．長年糖尿病がある．片側の足がだるくなり，この頃長い距離を歩けなくなった．足の甲の動脈が反対側は良く触れるが，こちら側は触れにくい
A10	●原因疾患：**下肢動脈血栓症** ●受診科　：血管外科

 歯科ではここに注意！

　手足の麻痺は，多くは脳卒中の後遺症として起こる．重症の脳卒中後遺症では口腔内の清潔が保てなかったり，誤嚥が生じやすくなるので歯科的な支援が必要な領域である．
　また，慢性硬膜下血腫という疾患があるが，高齢者で一瞬意識を失う程度の外傷を受けてから1か月後くらいに起こり，軽度な麻痺を症状として呈することがある．適切な処置で治癒する疾患なので，頭部外傷後わずかな変化も見逃さないことが重要である．

手足の症状
73. まっすぐ歩けない

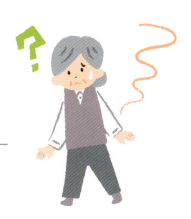

この症状のポイント！

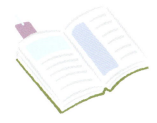

「まっすぐ歩けずフラフラする」と訴える場合，程度の問題があると思います．なんとなくフラフラして以前のようにスタスタ歩けないといったものから，歩くと右や左に寄ってしまう，歩き始めに足が前にうまく出ない，小刻みな歩行となり歩くのがのろくなった，うまくバランスがとれずつかまらないと歩けないなど，いろいろなタイプがあります．

だれでも高齢になると，多少は足の力が弱り，まっすぐスタスタ歩くのがつらいようになるのですが，病気によるものは治療によって良くすることができるので，自らきちんと判断する必要があります．

代表的な原因疾患と受診科

- ●原因疾患：**加齢**，パーキンソン病，脳血管障害（小脳梗塞，小脳出血，大脳梗塞，ラクナ梗塞），慢性硬膜下血腫，正常圧水頭症，脳腫瘍，脊椎・脊髄疾患｛腰椎症（腰椎椎間板ヘルニア，腰部脊柱管狭窄症）｝，下肢血行障害，多発性硬化症，脊髄小脳変性症，末梢神経炎，不随意運動，筋ジストロフィー，**ロコモティブシンドローム**
- ●受診科　：脳神経外科，神経内科，整形外科，血管外科

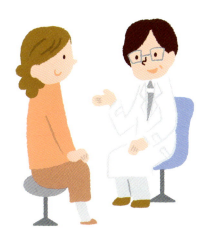

Q&A：患者さんから聞かれたら→具体的な症状から探る原因疾患と受診科

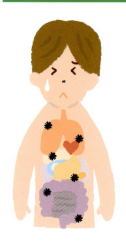

Q1 手足の動きが硬く，動作が緩慢．顔の表情が少ない．前かがみに歩く．坂を下るとき止まりにくくなるが，一方，歩き始めの一歩が出ない（すくみ足）．歩き出すと止まれない

A1
- ●原因疾患：**パーキンソン病**，パーキンソン症候群（原因はいろいろあるが，パーキンソン様の症状がある）
- ●受診科　：神経内科

Q2 大股歩きで，平衡感覚が低下し，方向転換がうまくできない．家族に同じような症状の人がいる

A2
- ●原因疾患：**脊髄小脳変性症**，小脳梗塞，小脳出血
- ●受診科　：神経内科

Q3 大股歩きで，平衡感覚が低下し，方向転換がうまくできない．小脳に異常があると言われている

A3
- ●原因疾患：**小脳の出血**あるいは**梗塞後**，小脳腫瘍術後
- ●受診科　：脳神経外科

Q4 頭を打ち，脳しんとうを起こした後1，2か月経ってうまく歩けなくなり，左か右へ寄ることがある

A4
- ●原因疾患：**慢性硬膜下血腫**
- ●受診科　：脳神経外科

Q5 最近，歩行が小刻みになるとともに失禁するようになり，忘れっぽくなった．特に原因として思い当たるものはない

A5
- ●原因疾患：**特発性正常圧水頭症**
- ●受診科　：脳神経外科，神経内科

Q6 お尻から腿の後ろ側にかけてしびれがあり，痛みがあるためスタスタ歩けない

A6
- ●原因疾患：**腰椎症（腰椎椎間板ヘルニア，腰部脊柱管狭窄症）**
- ●受診科　：整形外科，脳神経外科

Q7	10～20分歩いていると足がだるくなり，一休みしないと歩けない．止まるとすぐに回復する．繰り返す →下肢に痛みはない．成人壮年～高齢者で糖尿病あるいは動脈硬化がある．右足の足背の動脈拍動が触れない
A7	●原因疾患：**下肢血行障害** ●受診科　：血管外科
Q8	突然片側の手足に力が入らなくなった
A8	●原因疾患：**軽症脳卒中**(脳梗塞，まれに脳出血) ●受診科　：脳神経外科，神経内科
Q9	徐々に片側の手足に力が入らなくなってきた
A9	●原因疾患：**脳腫瘍** ●受診科　：脳神経外科
Q10	高齢者で加齢とともにだんだん歩きにくくなってきた．膝や股関節の調子が悪い．筋力も低下してきた(サルコペニア)．ふらつくことが多くなった
A10	●原因疾患：**ロコモティブシンドローム** ●受診科　：整形外科

歯科ではここに注意！

　加齢による平衡感覚の低下や運動領下肢領域の神経脱落，白質多発虚血性病変，膝あるいは股関節疾患，下肢筋力低下(サルコペニア)のいくつかが起こり，ロコモティブシンドロームという状態になる高齢者が増加している．先述したが，歩行に支障が出ると認知症が進行する原因となる．

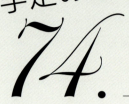

74. 歩き始めの一歩が出ない

手足の症状

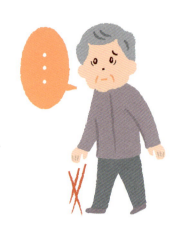

この症状のポイント！

座っていて立ち上がり，歩こうとするが，なかなか第一歩が出ない場合，最も特徴的といわれる病気はパーキンソン病です．また手足に麻痺がなく，歩き出しが悪いものに正常圧水頭症があります．後者は原因不明の「特発性」と，くも膜下出血後や頭部外傷後に起こる二次性（続発性）のものがあります．

正常圧水頭症の三主徴は，歩行障害，認知症の症状，尿失禁です．正常圧水頭症の場合，頭の中の髄液を排除するシャントという手術をすることにより改善します．パーキンソン病では薬物治療を行いますが，条件によっては手術により脳の深部に電極を入れる刺激療法が行われます．

代表的な原因疾患と受診科

- ●原因疾患：パーキンソン病，正常圧水頭症（特発性，続発性），脊髄小脳変性症
- ●受診科　：神経内科，脳神経外科

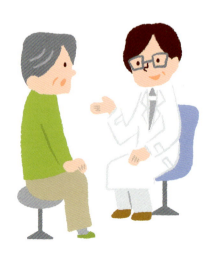

Q&A：患者さんから聞かれたら→具体的な症状から探る原因疾患と受診科

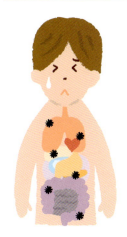

Q1 うまく字が書けないだけでなく，絶えず指が震えている．また歩き始めがうまくいかず，顔も表情が少ない．体が硬い．歩いていると前かがみになる

A1
- ●原因疾患：**パーキンソン病**
- ●受診科　：神経内科

Q2 いつの頃からか記憶力が低下したと指摘され，歩くと小刻み歩行になる．失禁が多くなった

A2
- ●原因疾患：**正常圧水頭症**
- ●受診科　：脳神経外科

Q3 くも膜下出血の手術を受けてようやく退院したが，どうも話がうまく合わなくなって，失禁も出てきた．できていた歩行もあまりうまくいかない

A3
- ●原因疾患：**正常圧水頭症（くも膜下出血後）**
- ●受診科　：脳神経外科

 歯科ではここに注意！

　パーキンソン病の患者さんは表情が乏しく，診療台まで到達するのに他の患者さんの2倍も時間がかかることがある．神経内科で抗パーキンソン病薬を処方されていて，かえって運動過多となり不随意運動が出現する場合もある．歩行が不自由で，歩幅が大きく，つかまって歩く患者さんは脊髄小脳変性症の疑いがある．

手足の症状
75. 足がつっかかる

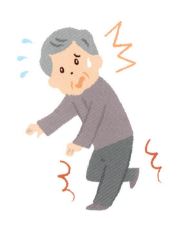

この症状のポイント！

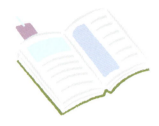

本CHAPTERの73.「まっすぐ歩けない」の場合と似ていて，基本的には同じ疾患によってこの症状が現れます．足がつっかかってよく転ぶとき，それらの疾患がある可能性が高いのです．ここでは，つまずいたり，スリッパが脱げるなどの症状を呈する疾患をピックアップして説明します．

床が滑りにくくなっていることもあり，その場合にはつま先が触れるとつっかかることもありますが，どこででもつっかかるということでなければあまり心配ないでしょう．

代表的な原因疾患と受診科

- ●原因疾患：加齢，パーキンソン病，脳血管障害（小脳梗塞，小脳出血，大脳梗塞，ラクナ梗塞），慢性硬膜下血腫，正常圧水頭症，脳腫瘍，脊椎・脊髄疾患｛腰椎症（腰椎椎間板ヘルニア，腰部脊柱管狭窄症）｝，下肢血行障害，多発性硬化症，末梢神経炎
- ●受診科：脳神経外科，神経内科

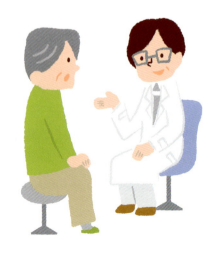

Q&A：患者さんから聞かれたら→具体的な症状から探る原因疾患と受診科

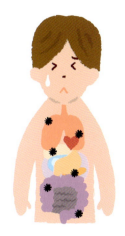

Q1 頭を打ち，脳しんとうを起こした後1，2か月経ってうまく歩けなくなり，左右へ寄ることがある

A1
- ●原因疾患：**慢性硬膜下血腫**
- ●受診科　：脳神経外科

Q2 歩くと，たまに靴のつま先がつっかかってしまう．それ以外問題ない

A2
- ●原　因：**床の問題**（加齢）
- ●受診科：必要ない

Q3 最近，若干片側の足をひきずるようなところがあり，よくスリッパが脱げる．また，つまずいてしまう

A3
- ●原因疾患：**脳血管障害，脳腫瘍，多発性硬化症，慢性硬膜下血腫**
- ●受診科　：脳神経外科，神経内科

Q4 お尻から腿の後ろ側にかけてしびれがあり，痛みがあるためスタスタ歩けない

A4
- ●原因疾患：**腰椎症**（腰椎椎間板ヘルニア，腰部脊柱管狭窄症）
- ●受診科　：整形外科，脳神経外科

Q5 突然片側の手足に力が入らなくなった

A5
- ●原因疾患：**軽症脳卒中**（脳梗塞，まれに脳出血）
- ●受診科　：脳神経外科，神経内科

Q6 徐々に片側の手足に力が入らなくなってきた

A6
- ●原因疾患：**脳腫瘍**
- ●受診科　：脳神経外科

歯科ではここに注意！

コーティングしてある床によっては，だれでもつま先が引っかかってつまずくのを経験するが，脳卒中を含む頭蓋内の疾患により軽度の麻痺があるときには，つま先の感覚が低下しているためつっかかりやすくなる．パーキンソン病では姿勢反射障害により，つまずいたときにつんのめり転びやすくなる．

手足の症状 76. 長く歩くと足がだるくて動かない

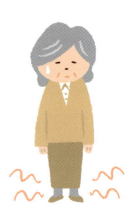

この症状のポイント！

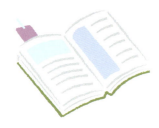

長く歩けない原因には，足の血行障害からくる間歇性跛行という疾患があります．足の甲の血管を触れると，反対側と違って触れないか，弱いです．

また，小刻みな歩行を呈する正常圧水頭症という疾患があります．これは実際にはだるくて止まるわけではありませんが，同じような経過を示します．

腰椎の疾患でも長く歩けないという症状が現れます．軽い片麻痺など足の後遺症があり，疲れて動かなくなる場合もあるのですが，ここでは，歩き始めはそうでもないが，時間が経つにつれて足が動かなくなる疾患を挙げておきます．

代表的な原因疾患と受診科

- ●原因疾患：**下肢動脈血栓症**，**変形性腰椎症**，正常圧水頭症，筋ジストロフィー，多発筋炎，**腰部脊柱管狭窄症**
- ●受診科　：血管外科，脳神経外科，脊椎脊髄外科，神経内科

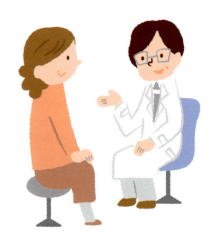

Q&A：患者さんから聞かれたら→具体的な症状から探る原因疾患と受診科

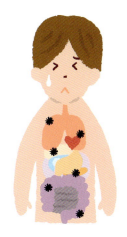

Q1 中高年で，糖尿病がある喫煙者．歩いていてどちらかの足がだるくなり，歩けなくなるが，休むとすぐまた歩けるようになる．これを繰り返す．痛みもあり，筋肉のけいれんも起こる

A1
- ●原因疾患：**下肢動脈血栓症**
- ●受診科　：血管外科

Q2 小刻み歩行で，途中で止まってしまう．足はだるいかどうかはわからないが，他人からはそう見える．最近認知症症状があり，失禁することがある．原因となるようなものは見当たらない

A2
- ●原因疾患：**正常圧水頭症**
- ●受診科　：脳神経外科

Q3 腰痛があり，腿の裏側がしびれて痛い．長く歩いているとつらい．だるいというほどではないが，動けなくなる．すぐには回復しない

A3
- ●原因疾患：**変形性腰椎症，腰部脊柱管狭窄症**
- ●受診科　：脊椎脊髄外科，脳神経外科

 歯科ではここに注意！

　先述したように，歩行障害を生じる下肢の閉塞性血行障害については，歯周病との関連性が指摘されている．また，高齢者に見られる正常圧水頭症による小刻み歩行では，長く歩けないことのほかに認知症状と尿失禁の症状をともなう．

手足の症状
77. 足がつる

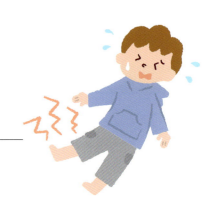

この症状のポイント！

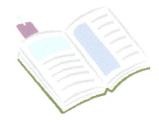

夜間寝ていて伸びをしたとき，足のふくらはぎがつって痛くて目が覚めた経験を持つ方は多いと思います．こむら返りともいい，運動中に起こるものと就寝中に起こるものとがあります．どちらも運動や急な伸びがきっかけとなる異常な筋肉の収縮によるものです．ふくらはぎだけでなく，癖になっていろいろな部分の筋肉に起こります．

こむら返りが起こったときは，短期的には筋肉の収縮を押さえるために反対の方に力を加えます．たとえば，ふくらはぎでは収縮を伸ばすようにつま先をぐっと膝のほうに持ってきます（アキレス腱のストレッチ）．すると，ふくらはぎの筋肉の収縮が止まり痛みは消失します．逆にすると，ますます痛くなります．また，長期的には「芍薬甘草湯」という漢方薬を服用するとたいへん効果的です．

多くはあまり心配ないのですが，ときに全身の病気が隠されていることがあり，注意が必要です．たとえば糖尿病や動脈硬化症，甲状腺の病気がある人に起こりやすいといわれています．妊娠中の女性にも起こりやすいことが知られています．また重要なのは，熱中症の症状として筋肉のけいれんが起こることです．

代表的な原因疾患と受診科

- **原因疾患**：**就寝中の過度な伸び**，**糖尿病**，ビタミン B_1 不足，**スポーツによる筋肉の疲労**，ミネラル不足，甲状腺機能低下症，変形性腰椎症，妊娠，熱中症
- **受診科**：整形外科，内分泌代謝内科，産婦人科

Q&A：患者さんから聞かれたら→具体的な症状から探る原因疾患と受診科

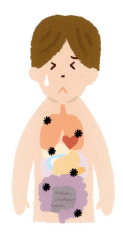

Q1 20代男性．寝ていて伸びをしたときに，下腿ふくらはぎがけいれんして痛くなった．前にもなったことがある．特に他の病気はない

A1
- ●原　因：**腓腹筋の異常収縮**
- ●受診科：必要ない
　　　　　（アキレス腱のストレッチにより早期対処で問題ない）

Q2 妊娠中の女性．足の指がつったり，こむら返りが起こる．普段より多い

A2
- ●原　因：**妊娠**
- ●受診科：必要ない（産婦人科で相談）

Q3 水泳中に無理して足が疲れていたところ，足がつった

A3
- ●原　因：**筋肉の疲労**（冷たいところでの）
- ●受診科：必要ない（適切な対処）

Q4 糖尿病の治療をしているが，夜間足がつることが多くなった

A4
- ●原因疾患：**糖尿病**
- ●受診科　：内分泌代謝内科（相談）

Q5 14歳女子．炎天下でリレーの練習をしていたところ，めまい，頭痛と全身の脱力感が生じ，足がけいれんし意識がもうろうとしてきた．

A5
- ●原因疾患：熱中症
- ●受診科　：救命救急センター（迷わず救急車利用）

 歯科ではここに注意！

　足がつる（こむら返り）という訴えは多いもので，困っている患者さんも少なくない．CHAPTER 1 の12．「しゃっくりがよく出る」の項に記したが，この症状には民間療法が多くあるものの漢方薬はよく効く．上述のとおり芍薬甘草湯が効果的である．

手足の症状
78. 足がむくむ

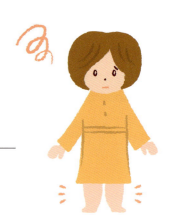

この症状のポイント！

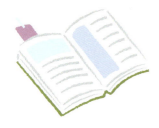

足だけがむくむのは，静脈系の血液循環に異常をきたしたことによります．足の組織間に水分が溜まった状態を浮腫(むくみ)といいます．むくみがある場合，骨の上から皮膚を押さえると皮膚が凹み，圧痕(押した痕が残る状態)を残します．長く立っていたりすると，夕方になって足がむくんでいることがあります．

膝から下の脚(下腿)には静脈瘤ができやすく，これにより心臓への循環血液の戻りが悪くなり，足がむくむことが多いのです．静脈瘤は，血液が逆流しないように静脈血を心臓へ戻す働きを持つ弁が壊れてできます．靴下の痕が残ることでわかります．

また，全身のむくみの一部の症状として足に現れることがあり，これは心臓や腎臓の異常が根本にあることが多いので注意が必要です．

代表的な原因疾患と受診科

- ●**原因疾患**：**心臓性**(心不全)，**腎臓性**(ネフローゼ症候群，慢性腎不全)，**肝臓性**(肝硬変など)，内分泌性(甲状腺機能低下症)，栄養状態異常(血中タンパクの減少)，特発性，**妊娠性**，薬剤性，リンパ性浮腫(フィラリア感染症)，**下肢静脈瘤**，やけど，外傷，血管神経性(Quinckeクインケ浮腫)
- ●**受診科**：各診療科(循環器内科，腎臓内科，消化器内科，内分泌内科，血管外科)

Q&A：患者さんから聞かれたら→具体的な症状から探る原因疾患と受診科

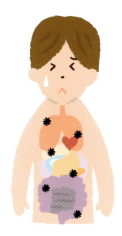

Q1 全身が明らかにむくんでいるが，両足が目立って腫れている
→全身のむくみがある場合，立っている人では水分は重力のため足により多く溜まるので，足で目立つことになる

A1
- ●原因疾患：**心臓性**，**腎臓性**，その他
- ●受診科　：循環器内科，腎臓内科

Q2 全身がむくんでいるが，上半身はあまり目立たず，下肢のむくみが著しい

A2
- ●原因疾患：**内分泌性**（甲状腺機能低下症），**栄養状態異常**（血中タンパクの減少），**特発性**，**妊娠性**，**薬剤性**
- ●受診科　：内分泌代謝内科，産婦人科

Q3 両下肢のみが著明にむくんでいる

A3
- ●原因疾患：**特発性**（原因不明），**妊娠性**，**薬剤性**，**下肢静脈瘤**
- ●受診科　：腎臓内科，産婦人科，血管外科

Q4 局所的に，あるいは片側のみがむくんでいる

A4
- ●原因疾患：やけど，**外傷**，リンパ性浮腫（フィラリア感染症），**下肢静脈瘤**
- ●受診科　：皮膚科

 歯科ではここに注意！

だれでも長時間立っているとき多少足がむくみ，点状の紫斑が出ることも稀ではない．歯科医療者もかつては立って診療をしていて足がむくむことがあったのではないだろうか．意外なことに，片側あるいは両側の下腿静脈瘤が原因でむくむことがある．重要なのは，腎臓や心臓の疾患で起こる浮腫を見逃さないことである．

手足の症状 79. 足の一部がふくれてきた

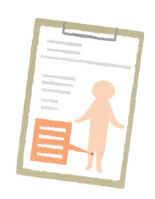

この症状のポイント！

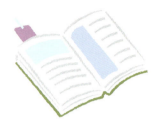

足の膝から下（下腿）の皮膚がとぐろを巻いてふくれてくるのは静脈瘤です．静脈なので押すと凹み，離すとふくらみます．

また，発赤してふくれてくるのは皮膚あるいは皮下の炎症で，熱を持ち，痛みがあります．足の親指の付け根が赤く腫れて猛烈に痛いのは痛風です．

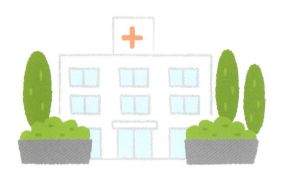

代表的な原因疾患と受診科

- ●原因疾患：皮下静脈瘤，皮下膿瘍，蜂窩織炎，痛風
- ●受診科　：外科，皮膚科，血管外科

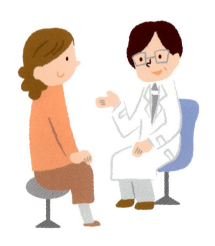

Q&A：患者さんから聞かれたら→具体的な症状から探る原因疾患と受診科

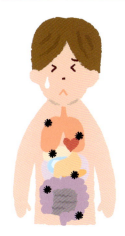

Q1 下腿に蛇のとぐろのようなものができ，気持ちが悪い．押すと凹むが，指を離すとまたふくれる

A1
- ●原因疾患：**皮下静脈瘤**
- ●受診科　：血管外科

Q2 足の1か所の，毛穴の周りの皮膚が赤くなり，熱を持ち痛い

A2
- ●原因疾患：**皮下膿瘍**
- ●受診科　：外科開業医，外科

Q3 一方の足の親指の付け根が腫れて，猛烈に痛い

A3
- ●原因疾患：**痛風**
- ●受診科　：内科開業医

Q4 片側の腕あるいは足の広い範囲でまっ赤になり，熱を持っていて非常に痛い．微熱があるようだ

A4
- ●原因疾患：**蜂窩織炎**
- ●受診科　：外科開業医，皮膚科

 歯科ではここに注意！

痛風発作については先述したとおりである．予想外に多いのが，下腿の静脈瘤である．女性に多いが，立ち仕事の男性にも稀ではない．搔痒感や足のむくみの原因にもなる．また，溶連菌感染症で，重症の蜂窩織炎を起こす事例が増えているとの報告がある．

手足の症状
80. 腰が痛い

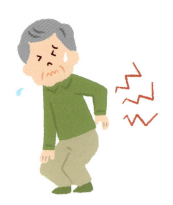

この症状のポイント！

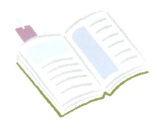

腰痛は実に多くの中高年者が悩む症状であり，現代文明病の一つです．ぎっくり腰から腰椎の疾患まで幅広く，これといった原因が捉えられない腰痛もあります．また，腰痛の治療にも民間療法から接骨診療，カイロプラクティック，整形外科的療法があり，医学的に腰痛が一筋縄ではいかないことを示しているわけです．

多くの腰痛は，筋や腱などの軟部組織の損傷であると考えられ，安静や時間の経過により治癒するものと思われますが，そのようなことが起こりやすくなっている腰の状況が問題ということもできます．ヒトが直立二足歩行を行うようになり，腰に負担がかかることに無理があるのだろうとも考えられます．そのほかに腰椎の異常もそのような負担により生じるものと思われます．

腰椎の病気である脊柱管狭窄症や椎間板ヘルニアでは，激しい腰痛が起こり神経障害が合併すると，腰痛だけでなく下肢の感覚・運動の異常により日常生活に支障が生じます．

代表的な原因疾患と受診科

- **●原因疾患**：腰痛症（原因が明らかでないもの），脊椎分離・すべり症，外傷，筋肉の損傷，腰椎椎間板ヘルニア，腰部脊柱管狭窄症，悪性腫瘍，局所感染症，脊椎炎，変形性関節症，子宮疾患（子宮がん，月経痛，子宮外妊娠，子宮内膜症），腎・尿路疾患，前立腺炎・がん
- **●受診科**：整形外科，脊椎脊髄外科，脳神経外科，産婦人科，腎臓内科

Q&A：患者さんから聞かれたら→具体的な症状から探る原因疾患と受診科

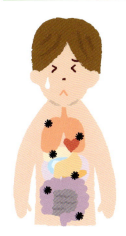

Q1 重いものを持ったとき急に腰が痛くなり，動けなくなった．痛みだけで足のしびれなどはない

A1
- ●原因疾患：**筋肉の損傷，腰椎椎間板ヘルニア**
- ●受診科　：整形外科

Q2 腰痛の側の足のしびれがあり，長く歩いているとくたびれる．立ち止まってから，また歩き始めることが多い

A2
- ●原因疾患：**腰部脊柱管狭窄症**，腰椎悪性腫瘍，腰椎椎間板ヘルニア
- ●受診科　：整形外科(脊椎脊髄外科)，脳神経外科

Q3 妊娠可能女性．生理になると腰が痛い．それ以外異常はない

A3
- ●原因疾患：**月経痛，子宮内膜症**
- ●受診科　：産婦人科

Q4 高熱があり，尿が白濁している．腰のあたりが重く鈍痛がある

A4
- ●原因疾患：**腎盂腎炎，前立腺炎**
- ●受診科　：泌尿器科

🦷 歯科ではここに注意！

　歯科には特に関連性はない．一般的な腰痛か，腰椎の異常か，内臓からの腰部の痛みかを判断することが重要であり，随伴症状からある程度の判別は可能である．

手足の症状 81. 膝が痛い

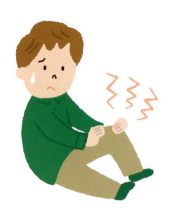

この症状のポイント！

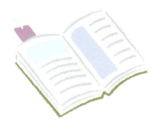

膝の痛みは関節痛ですが，軽いものから水が溜まって治りにくいものまでいろいろあります．気にならなかった痛みが急に強くなったり，腫れて熱を持っているときは，炎症が起きていることを示しています．

しかし，患部の状態は外見だけでは判断できません．そのため独断で誤った対処をしているうちに，症状が悪化してしまう可能性があります．痛みの原因がわかっている場合や症状が軽い場合は2〜3日様子をみてもかまいませんが，しばらく様子を見ても痛みが治まらなかったり，いったん治った痛みがぶり返してきた場合などは，一度整形外科などの専門医を受診しましょう．

処置が早ければ早いほど，治りも早くなります．スポーツ時のけがや事故によるものには半月板損傷，靱帯損傷，脱臼，捻挫などがあります．スポーツ障害としてはランナー膝，膝蓋腱炎，離断性骨軟骨炎，膝蓋軟骨軟化症があります．

また加齢による膝の劣化・摩耗によるものとして，変形性膝関節症，膝蓋大腿関節症，膝蓋骨不安定症があります．膝周辺にできる腫瘍としては骨軟骨腫，内軟骨腫，骨肉腫，軟骨肉腫があり，そのほかには関節リウマチ，化膿性膝関節炎があります．血友病では関節出血も起こります．膝の関節内に水が溜まる関節水腫が見られることも稀ではありません．

代表的な原因疾患と受診科

- ●**原因疾患**：外傷（半月板損傷，膝靱帯損傷，脱臼，捻挫），スポーツ障害（腸脛靱帯炎，膝蓋腱炎，離断性骨軟骨炎，膝蓋軟骨軟化症），加齢（変形性膝関節症，膝蓋大腿関節症，膝蓋骨不安定症），腫瘍（骨軟骨腫，内軟骨腫，骨肉腫，軟骨肉腫），関節リウマチ，化膿性膝関節炎，膝関節出血（血友病），関節水腫，関節ねずみ，ロコモティブシンドローム
- ●**受診科**：整形外科，血液内科（関節血腫），膠原病・リウマチ内科

Q&A：患者さんから聞かれたら→具体的な症状から探る原因疾患と受診科

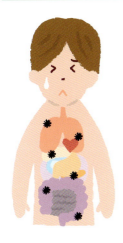

Q1 膝が腫れて痛く，膝の皿がプヨプヨと浮いている感じがする．膝の表面が軟らかく，何か入っているようだ．膝がぐらつく

A1
- 原因疾患：**関節水腫**（この原因は種々ある）
- 受診科　：整形外科

Q2 原因はわからないが，突然膝が曲がらなくなり，激しい痛みが生じた．膝に何か挟まっているような感じ

A2
- 原因疾患：**関節ねずみ**
- 受診科　：整形外科

Q3 男児．膝が突然痛くなり腫れてきた．以前にも起こり，止まらない．以前は膝から下の皮膚が青黒くなった

A3
- 原因疾患：**血友病**（膝関節出血）
- 受診科　：血液内科

Q4 膝の関節が腫れて，強い痛みが生じた．発熱がある．局所に発赤と熱感がある

A4
- 原因疾患：**化膿性膝関節炎**
- 受診科　：整形外科

Q5 両手の指，手首がこわばり動かしにくい．両脚の膝にも腫れと痛みが出てきた．じっとしていても痛く，動かすとさらに痛む

A5
- 原因疾患：**関節リウマチ**
- 受診科　：膠原病・リウマチ内科

Q6 膝の周辺に骨のように硬いこぶができてきた．膝が動きにくく，強く動かすと痛い

A6
- 原因疾患：**骨軟骨腫**
- 受診科　：整形外科

Q7 高齢女性．打撲したわけでもないのに，立ったり座ったり膝を動かし始めるとき痛む．膝が動きにくい．膝がきしんだり，水が溜まる

A7
- 原因疾患：**変形性膝関節症**
- 受診科　：整形外科

Q8 長距離走の選手. 走っているとき膝の外側が痛み, 押しても痛い

A8 ●原因疾患：**腸脛靱帯炎**(ランナー膝)
●受診科 ：整形外科

Q9 陸上でジャンプの選手. 膝蓋骨(膝の皿)の下側に痛みと腫れがある

A9 ●原因疾患：**膝蓋腱炎**(ジャンパー膝)
●受診科 ：整形外科

Q10 膝を動かすとき, 膝の皿周辺に痛みがあり, ゴリゴリ音がする. 皿を押すと痛い. 膝がきしむ

A10 ●原因疾患：**膝蓋軟骨軟化症**
●受診科 ：整形外科

Q11 膝を強く打ち, 膝の曲げ伸ばしができなくなった. 力が入らない. 腫れてふくらんでいる. 引っかかったような痛みがある

A11 ●原因疾患：**半月板損傷**
●受診科 ：整形外科

Q12 膝を強く打ち, 激しい痛みとグキッと音がした. それ以後膝がぐらつき不安定. 膝がガクンとなる

A12 ●原因疾患：**膝靱帯損傷**
●受診科 ：整形外科

歯科ではここに注意！

　血友病の治療は進歩しているが, ときに関節内出血を起こすことがあり, 膝の痛みのある男性では既往歴を聞く必要がある. また, 加齢とともに膝や股関節の疾患を発症し, いわゆるロコモティブシンドロームと呼ばれる状態になる高齢者が増えている. 歩行ができなくなると認知症を進行させることにもなる.

疾患名索引

あ〜お

●アカラシア
10万人に1〜2人の発病率といわれる食道の機能障害の一種. 食道下端噴門部の障害により, 飲食物の通過が困難となる疾患. 原因は迷走神経障害と考えられているが, 不明. 症状は, 食後の胸のつかえや嘔吐, 背中の痛み, 誤嚥性肺炎. 薬物治療の効果は限定的. 近年, 外科治療が行われる

●悪性黒色腫
メラノーマ. メラニン色素産生細胞あるいは母斑細胞(ほくろの細胞)が悪性化した腫瘍. 日本人では, 人口10万人に1人か2人の発生頻度で, 足底, 手掌, 手足の爪に発生しやすい. 外科的切除

●悪性腫瘍
「がん」とほぼ同義であるが, がん以外の肉腫や脳腫瘍を含む. 遺伝子変異により自律性なく増殖するように変化した細胞の集合体で, 浸潤性に増殖し, 他部位へ転移する性質がある

●悪性貧血
胃粘膜の萎縮による内因子の低下によりビタミンB_{12}が欠乏することで生じる貧血. 胃切除術でも同じ病態が起こりうる. その他いろいろな貧血をもたらす疾患がある

●悪性リンパ腫
リンパ球が腫瘍化した血液のがん. わが国では, 10万人に10〜12人程度の発症率だが, 全世界的に増加傾向にある. 人類にとって試練となる疾患である. 原因不明だが, 高齢者や免疫低下患者に多く, 免疫系の低下と関係するとされる. わが国では, 治療が難しい非ホジキン型が多く, 体のどこにでも発生する. 化学療法が主体で, 集学的な治療が必要

●アジソン病
両側副腎皮質が傷害され, 副腎皮質ホルモンの産生分泌が起こらなくなり慢性的に欠乏した病態で, ショックの原因となる危険な状態. 疲れやすく, 食欲不振, 体重減少, 色素沈着を認める. ホルモンの補充が必須. 自己免疫疾患, 感染症, がんの転移など, さまざまな疾患によって起こる

●アトピー性皮膚炎
良くなったり悪くなったりを繰り返す, 掻痒感の強い湿疹を主病変とする疾患で, 四肢屈曲側, 首, 顔に著しい. 患者の多くはアトピー素因をもつ. 皮膚バリア機能異常が原因とされるが詳細は不明. 有病率は20歳前後まで約10%だが, その後は年齢とともに減少. 薬物外用療法

●アナフィラキシーショック
アナフィラキシーとは急性の全身性かつ重度な過敏症(アレルギー)反応の一つで, アレルギー原因物質の摂取や注射により惹起され, 肥満細胞からヒスタミンや他の物質を遊離させることにより, ショック状態を引き起こす. 近年, リスクのある者にはアドレナリン注射薬の常備携帯を勧める

●アナフィラクトイド紫斑
ヘノッホ・シェーンライン紫斑病ともいう. 小児に多く, 感染症が先行し, 下肢に点状の紫斑が多発する. 溶連菌感染との関連が指摘されており, 発熱, 腹部症状, 関節症状をともない, 紫斑病性腎症を併発することが知られている

●アレルギー性血管炎
炎症反応による赤血球の血管外漏出および血管周囲組織の壊死をともなう非血小板減少性の紫斑病. 蕁麻疹, 消化管障害および腎障害が発現することがある. 皮膚, 特に下腿に対称性に生じることが特徴

●アレルギー性紫斑
アナフィラクトイド紫斑と同義. アレルギーにより血管が傷害されて起こる

●胃アニサキス症
魚に寄生するアニサキス幼虫が胃壁に刺さって起こる疾患. 刺身やサケ, サバ, アジ, イカ, タラなどから感染. 下痢をともなわず, 胃の激痛のため急性腹症を呈する. 細かく刻むことや, 加熱や冷凍で感染を防止できる. 内視鏡による幼虫の除去

●胃がん
胃の粘膜上皮, その他の胃壁組織から生じるがん. 発生原因は不明だが, わが国ではがんによる死亡原因の2位. 近年, ピロリ菌(ヘリコバクター・ピロリ)感染との関連が指摘されている. 男女比は2：1. 死亡率は減少しているが, 罹患率は上昇傾向にある. 外科手術により治療

●胃・十二指腸潰瘍
胃, 十二指腸の粘膜下層に及ぶ欠損を認める潰瘍性病変. 酸よりもピロリ菌(ヘリコバクター・ピロリ)と薬剤が病因として重要視されている. 胃潰瘍は40歳代から50歳代の中高年に多く, 十二指腸潰瘍はそれより若い20歳代から30歳代に多い. 男女比は2：1. 抗潰瘍薬で治療

●異所性成長ホルモン産生腫瘍　成長ホルモンは下垂体前葉から産生されるが，下垂体以外の部位に生じた腫瘍から分泌されることがある．肺カルチノイドや消化管カルチノイドあるいは膵腫瘍などが知られている．ホルモンに応じた治療．外科切除が最も効果的

●一過性全健忘　一時的に経験した事象をすべて忘れてしまう病態．時間的には短いものから数時間に及ぶことがある．通常，MRI では異常を認めない．原因は不明

●インスリノーマ　膵臓に生じるインスリン分泌腫瘍．大部分はランゲルハンス島 B 細胞由来の腫瘍．80～90％が単発の良性腫瘍．100万人に1.4人程度の発生率で，体尾部に発生することが多く70～80％を占める．外科切除

●インフルエンザ　インフルエンザウイルスによる急性感染症で，比較的急速に出現する悪寒，発熱，頭痛，全身倦怠感，筋肉痛を特徴とし，気道症状や消化器症状をともなう．キットで診断し，抗ウイルス薬を投与

●ウイルス性髄膜炎　ウイルスによる髄膜炎．エンテロウイルスによるものが最も多く，脳に影響が及ぶと種々の程度の意識障害となる．おたふくかぜウイルスやインフルエンザウイルスでも起こる．無菌性髄膜炎とされる場合が多い．内科的治療

●うっ血性心不全　ポンプ機能をもつ心臓の働きが不良になり，心臓からの動脈血拍出が低下したり（左心不全），静脈血の心臓への戻りが悪くなって（右心不全）起こる病態．頻脈，呼吸困難，浮腫が起こる．原因の治療とともに心臓の働きを改善するための薬物治療を行う

●うつ病　大きな環境の変化や過度のストレスにより発症し，脳の神経伝達物質の働きが低下した状態と考えられている．わが国では，15人に1人が生涯に1度は罹患する可能性があるといわれる．薬物治療

●腋臭症（えきしゅうしょう＝わきが）　皮膚のアポクリン腺から分泌される汗が原因で強い臭いを発するもので，疾患として見られることもある．腺からの汗にその人のさまざまな要因が合わさって臭いが発生すると考えられている．50～80％に優性遺伝するといわれる．アルコールや制汗剤による治療とアポクリン腺切除などの手術法がある

●S 状結腸軸捻転　S 状結腸の捻れにより，食物残渣の通過障害をきたした状態．激しい痛みをともない，重症では腸管の壊死を生じる．重症者では，開腹手術を行う

●炎症性腸疾患　種々の炎症が腸管に生じた状態．炎症は感染症とは限らず，自己免疫性のものから細菌性，ウイルス性のものまである．痛みや下痢を生じることが多い．病態に応じた治療法を選択

●炎症性ミオパチー　自己抗体が原因と考えられているミオパチー（筋疾患）で，原因不明の特発性多発筋炎と膠原病にともなう多発筋炎，皮膚症状の強い皮膚筋炎の3つが主である．まれな難病で，筋線維の壊死と再生がみられ，筋力低下が主症状．筋ジストロフィーとの鑑別が困難な場合がある．成人では約20％で腫瘍を合併．根本的な治療法はなくステロイドホルモンや免疫抑制剤で治療する．腫瘍合併例では，腫瘍の治療を行う

●横隔膜下膿瘍　横隔膜の下に膿が溜まった状態をいい，高熱，悪寒戦慄（急激な高熱にともなって震えが起きることをいう），腹痛を生じる．胃・十二指腸潰瘍，胆嚢炎，虫垂炎などで壁に穴が開き，内容物が腹腔にもれ出すと，腹膜炎による膿が横隔膜の下に溜まって起こる．抗菌薬と外科治療

●黄疸　肝・胆道系の障害で，赤血球の崩壊産物である黄色のビリルビンが代謝されずに体に溜まった状態．目立つのは眼球結膜の黄染である．新生児黄疸は生理的なもの．原因に対する治療を行う

●横紋筋融解症　横紋筋細胞が融解し，筋細胞内の成分が血中に流出する状態．重症の場合には腎機能の低下を生じ，腎不全などの臓器機能不全を発症し，生命にかかわることもある．筋肉痛や筋酵素の上昇が生じる．事故や外傷による外傷性のものと，脱水や薬剤による非外傷性のものがある．原因の除去と対症療法

か〜こ

● 外傷性頸部症候群
頸椎捻挫あるいはむち打ち症と同義．頭部を中心とした外傷により，翌日あたりからさまざまな症状が出現することがある．画像など客観的所見は見られないが，首の筋肉，背中，肩のこりや痛み，耳鳴り・頭痛・めまい・吐き気・食欲不振，集中力の障害，目の疲れ，不定愁訴などさまざまな症状を呈する

● 海綿静脈洞血栓症
両目の奥にある顔面からの静脈血が流入する静脈洞に血栓が生じた状態．通常細菌性の副鼻腔炎から波及する．疼痛，眼球突出，眼筋麻痺，視力障害，乳頭浮腫，発熱が生じる．治療は抗菌薬の静脈内投与

● 海綿静脈洞硬膜動静脈瘻
海綿静脈洞の硬膜に主座をもつ動静脈奇形で，流入動脈は硬膜への血管で，導出静脈は眼静脈の場合が多い．眼球結膜充血，眼球突出，耳鳴り，眼球運動障害が種々の程度生じる．後天性発症だが原因不明．血管内治療を行う

● 潰瘍性大腸炎
大腸粘膜を傷害し，びらんや潰瘍を形成する原因不明の非特異的炎症．20歳代が発症のピークで，わが国では約12万人の有病数．下痢，血便，腹痛，発熱，倦怠感が主症状．薬物療法，食事療法が中心

● 角膜異物
体外から眼球表面に入った角膜上の異物で，角膜を傷害すると激しい目の痛みと流涙が起こる．しばらくすると結膜充血が起こり，早期の処置が必要．角膜に傷がつくと失明の恐れがある．眼科的異物除去

● 角膜炎
さまざまな原因による角膜の炎症．細菌性，ウイルス性などの感染性のものと外的異物(ゴミや化学物質)によるものとがある．結膜炎と同時に起こることが多い．眼球結膜の充血が起こり，目がしょぼしょぼしたり痛みが生じる．点眼薬と対症療法

● 角膜潰瘍
角膜炎や角膜異物により角膜に傷がつくと潰瘍となることが多く，早期の治療をしないと失明の恐れがある．眼科的治療が必要

● 角膜ヘルペス
口唇ヘルペスと同じ単純ヘルペスウイルスによる角膜感染症．症状は，眼痛・なみだ目・充血で視力が落ちてくる．失明率の高い疾患であったが，近年，抗ヘルペス薬(アシクロビルなど)での治療効果は高い

● 下肢静脈瘤
特に下腿にできる静脈のふくらみ．静脈弁の機能不全により心臓への静脈血還流が障害されて起こる．多くは表在性でふくらみとして見えるが，深部のものもある．立ち仕事などの職業病でもある．重度のものでは内科的あるいは外科治療

● 下肢動脈血栓症
動脈硬化による血栓が生じ，下肢の動脈が閉塞する疾患で，軽いときは足のだるさ，重症では下肢の壊死を起こす．中年以降の男性に多い．バージャー病や急性塞栓性閉塞と区別する．抗凝固療法とともに外科的療法

● 下垂体腫瘍
脳下垂体部から発生する腫瘍で，代表的なものが下垂体腺腫．ホルモンの異常か，視神経障害を起こす．ほかにも，ラトケ嚢胞や後葉から発生する腫瘍がある．薬物治療もしくは腫瘍の摘出術

● 下垂体腺腫
下垂体前葉から発生する腫瘍で，ホルモン産生腺腫と非産生腺腫に分類される．前者には，成長ホルモン産生腺腫，プロラクチン産生腺腫(乳汁分泌)，副腎皮質刺激ホルモン産生腺腫(クッシング病)などがあり，ホルモン過剰分泌による症状が生じ，後者は腫瘍の増大により視力・視野障害を生じる．薬物投与と経鼻的な腫瘍摘出

● 過敏性腸症候群
主として大腸の運動および分泌機能の異常で起こる疾患で突然の下痢などの症状を起こす．検査を行っても炎症や潰瘍などの異常が認められないが，下痢や便秘，ガス過多による下腹部の張りなどの症状が起こる．自律神経へのストレスの関与が考えられている

● 加齢黄斑変性症
加齢にともない眼の網膜にある黄斑部が変性を起こす疾患．変性の範囲により急激な視力低下を認め，失明の原因となりうる．萎縮型と滲出型があり，近年，男性高齢者に増加している．血管新生阻害薬の投与，光線力学的療法，レーザー治療などが行われる

●肝炎	肝臓の炎症疾患で，原因としてウイルス性が最も多い．ウイルス性肝炎はA型からE型に分類され，急性(A〜E)と慢性(B，C，D)がある．発症したばかりのものを急性肝炎といい，慢性期になったものを慢性肝炎という．わが国では，患者数は350万人前後といわれる．全身倦怠感，食欲不振のほか，黄疸が見られる．ウイルス性肝炎にはインターフェロンの投与．最近，C型肝炎には新薬が導入され治癒率が90％を超えた．薬剤性肝炎や非アルコール性脂肪肝炎もある
●眼窩静脈瘤	眼窩にできる静脈性血管異常で，静脈血がプールされ，下を向くと重力で静脈圧が上がり，眼球が突出する特徴がある．血管内治療が有効
●眼窩内腫瘍	眼球がある眼窩に発生する腫瘍で，血管性腫瘍，髄膜腫，神経鞘腫，悪性リンパ腫，涙腺腫瘍などがある．炎症性の偽腫瘍や神経膠腫(神経を囲む組織から発生する良性腫瘍)のほか，まれな腫瘍もある．眼球突出が主症状．治療は，偽腫瘍以外は外科切除
●眼球打撲	眼球が機械的外力により殴打されることで，軽症でも吐き気や嘔吐，視力障害，複視などの症状が現れる．重症では眼球破裂や失明，眼窩内圧が上昇すると眼窩下壁の骨折による慢性的な複視も生じる
●眼球破裂	眼球が機械的外力により強く殴打されると眼球は破裂する．失明の恐れがある．外科的に対処する
●ガングリオン （粘液嚢胞）	関節部分にできる粘液の貯溜する良性の嚢胞で，手首の関節に好発する．痛みはなく，自然に消失することもある
●肝硬変	主な原因として肝炎ウイルス性感染，アルコール大量摂取，自己免疫性，非アルコール性脂肪肝炎がある．肝臓全体に線維化が生じ，正常な機能が失われる．自覚症状は軽度なこともあるが，腹水や胃食道静脈瘤など重い合併症をともなうこともある
●間質性肺炎	薬剤や粉じん吸入など，さまざまな原因により起こる肺の肺胞壁の炎症と線維化で，男性に多く，50歳以降に発病する．呼吸困難が起こる．副腎皮質ホルモンや免疫抑制剤などの薬物療法
●関節炎	体の関節に起こる炎症で，痛みや運動機能の障害が起こる．肩関節周囲炎は肩関節周囲の無菌性炎症で，四十肩，五十肩などといわれる．感染性関節炎は体外から入った細菌感染による炎症であり，変形性関節炎は変形性関節症と同義で，関節が変形することによって起こる疾患である．加齢や膝の使いすぎで関節が痛むと考えられている
●関節血腫(血友病)	血友病患者では，血液凝固因子の欠乏あるいは活性の低下のため，出血すると止血しにくい．運動により関節内に出血しやすく，起こると血腫となる．血液凝固因子を補う
●関節リウマチ	慢性の多関節炎を主徴とする膠原病．女性が2倍以上罹患しやすい．関節内の滑膜に慢性の炎症が続く疾患で，病因は不明．成人のどの年代でも起こり，わが国の患者数は60万人程度と推定される．抗炎症薬や免疫調節あるいは免疫抑制剤の投与
●感染症	細菌やウイルス，真菌などの病原微生物に感染して発病すること．一般的に，発熱が共通する症状である．抗菌薬や抗ウイルス薬の投与
●肝臓がん	肝臓に発生したがんで，原発性のものと転移性のものがある．原発性のものでは多くが肝細胞がんで，多発傾向があり，再発の可能性も高い．95％以上が慢性肝炎や肝硬変を合併し，肝硬変に続発することが多い
●期外収縮	不整脈の一種で，心房性期外収縮と心室性期外収縮がある．心房性のものでは，動悸として感じないことも多いが，心室性では動悸として感じることが多い．後者では，脈を診ると脈拍が飛んでいて触れないことでわかる
●気管支拡張症	気管支の炎症性破壊による不可逆的な拡張．呼吸器感染症によるものが最も多い．高齢者の発病が多く，慢性的な咳，痰，喀血が主症状

●気管支喘息	気道の慢性炎症によって粘膜傷害が起こり，咳やゼーゼーいう発作性の呼吸困難などの症状を呈する疾患．子どもで7～8％に発生し，アレルギー体質が原因となることがある．成人では喫煙により悪化する．種々吸入療法，薬物治療
●気胸	肺を包む膜に穴が開き空気が肺の外に出て，肺が縮んだ状態．自然に破れて起こるものと外傷によるものがある．自然に起こる気胸は10歳代から20歳代の男性に多い．突然の胸痛と呼吸困難が起こる．ドレナージ療法
●寄生虫感染	動物や魚類を宿主あるいは中間宿主とする寄生虫に感染すること．寄生虫には種々のものがあるが，ほとんどは経口的に感染する．近年では，清潔の概念と環境整備の発達により，以前ほどではなくなったが，現在でも食生活習慣により発生するものがある．寄生虫の駆除
●偽膜性大腸炎	抗菌薬の服用により，ある種の菌が異常に増えて大腸に炎症，腹痛，発熱，吐き気，腹部膨満感，頻回の下痢（粘性便）などの症状を呈する．ほとんどはクロストリジウム菌により起こるが，粘膜傷害と小さい円形の偽膜形成がみられる．原因薬剤の中止とアミノグリコシドあるいはバンコマイシンなどの抗菌薬の投与
●逆流性食道炎	胃内容物や胃酸が食道に逆流して起こる炎症．わが国でも欧米と同程度の有病率（16％程度）である．主症状は胸やけ，呑酸（口腔内に胃液が逆流すること），胸痛．胃酸を抑える特効薬の投与
●急性前立腺炎	尿中の細菌感染による前立腺の炎症．高熱と比較的激しい排尿の症状（排尿時痛，頻尿，排尿困難）が起こる．治療は抗菌薬の投与．尿閉の場合，カテーテル留置が必要なこともある
●急性虫垂炎	細菌感染による虫垂（盲腸）の炎症．発熱と右下腹部の痛み，痛みの部位を圧迫したとき腹壁が緊張する筋性防御といわれる現象がみられる．抗菌薬の投与．重症者には外科治療
●急性緑内障発作	緑内障は，一般に，種々の原因もしくは原因不明で眼圧が高くなり，眼の機能的・構造的異常により視神経と視野に変化をきたす疾患であるが，急激に眼圧が上がると，発作として頭痛，嘔吐，視野異常，視力低下，眼痛を呈する．診断が重要．高浸透圧剤の投与とレーザー虹彩切開術を行う
●胸郭出口症候群	斜角筋症候群，肋鎖症候群，小胸筋症候群の総称．神経障害と血流障害により，つり革につかまる時や腕を挙げるなどの動作で上肢痛，上肢のしびれ，頸肩腕痛（けいけんわんつう）を生じる疾患の一つ．腕神経叢（第5頸神経から第8頸神経）と鎖骨下動脈が，前斜角筋と中斜角筋，鎖骨と第1肋骨の間の肋鎖間隙，あるいは小胸筋の肩甲骨烏口突起停止部の後方で絞めつけられたり，圧迫されて起こる
●虚血性大腸炎	大腸の血流障害により大腸粘膜に炎症や潰瘍が発症し，突然の腹痛と下痢・下血をきたす疾患．血管側と腸管側それぞれの問題が複雑に絡み合って発症すると考えられている．高齢者に多く，原因として動脈硬化や便秘との関係が疑われている
●巨人症と末端肥大症	成長ホルモンの過剰分泌により起こる病態で，骨の成長が止まる前に起こると巨人症となり，成長停止後に起こると末端肥大症となる．末端肥大症の症状は，四肢末端の肥大，下顎突出，巨大舌など
●ギラン・バレー症候群	急性・多発性の根神経炎の一つで，主に筋肉を動かす運動神経が障害され，四肢に力が入らなくなる疾患．初発症状は下肢の筋力低下から起こることが多い．多くの場合，ウイルスやカンピロバクターなどによる上気道炎や胃腸炎などの先行感染が見られる．呼吸異常への対処
●筋萎縮性側索硬化症	脊髄運動ニューロンを侵し，重篤な筋肉の萎縮と筋力低下をきたす神経変性疾患．きわめて進行が速く，半数ほどが発症後3～5年で呼吸筋麻痺となる．原因不明で，有効な治療法は確立されていない．人口10万人当たり1～2人程度が発症する．好発年齢は40歳代から60歳代で，男女比は約2：1．有効な治療法はない
●筋ジストロフィー	進行性で，骨格筋の筋壊死と再生を繰り返しながら，しだいに筋萎縮と筋力低下が進行していく遺伝性筋疾患の総称．いろいろな病態があるが，小児期に発症するデュシェンヌ型が大部分を占める．骨格筋麻痺は対称性である．遺伝以外の原因は不明で，治療法は現在のところない

●Quincke（クインケ）浮腫	血管性浮腫で，通常の蕁麻疹よりも深い皮下組織で起こるので境界明瞭とならず，全体的に腫れる．顔面に生じることが多く，なかでも口唇や眼瞼に好発し，かゆみを感じることはほとんどない．抗ヒスタミン薬で治療
●クッシング症候群	副腎皮質ホルモンの過剰分泌による，満月様顔貌，中心性肥満，妊娠線様皮膚線条を呈する症候群．特に下垂体腺腫によるものをクッシング病という．外科切除が有効
●くも膜下出血	外傷性のものを除くと，大部分が脳動脈瘤の破裂により起こる．突然の激しい頭痛が特徴的で，治療しないと致死率は高い．人口10万人に20人程度の発症率といわれる．外科治療（開頭手術あるいは血管内手術）を行う
●クレスト症候群	皮膚硬化を主症状として，内臓の硬化病変や血流障害を呈する結合組織疾患．広い範囲に及ぶ広汎性全身性強皮症と，四肢の末端に限局する限局性全身性強皮症に分けられる．血清中には高頻度に核タンパクに対する自己抗体が検出される．遺伝的素因に環境因子が重なることにより発症するが，明らかな原因は不明
●クローン病	消化管のあらゆる部位に慢性の炎症や潰瘍が起こる原因不明の炎症性腸疾患．遺伝因子，細菌因子，免疫因子，環境因子などが示唆され，わが国では，患者は3万2000人を超える．腹痛と下痢が症状で，栄養療法，薬物治療が主であるが，ときに外科治療も行われる
●憩室炎	憩室とは消化管の一部が袋のようになっていることをいい，その部に炎症を起こすと憩室炎という．大腸の最後の部分で直腸のすぐ上のS状結腸に最も多いが，上行結腸にも見られる．腹痛や発熱をともなう．40歳以上の人に多い
●頸椎症	頸椎の椎間板，ルシュカ関節，椎間関節などの加齢変化が原因で，脊柱管や椎間孔の狭窄をきたして症状が発現した疾患の総称．症状として，首の痛み，肩こり，上肢の痛み，しびれ，感覚低下，手指の運動障害が生じることがある．運動障害があれば，外科治療を考慮する
●頸椎椎間板ヘルニア	頸椎の椎間板が加齢変化により後方に突出し，脊髄や神経を圧迫し症状を呈する．神経根症状の首や肩，腕の痛み，片側の上肢のしびれから重症では脊髄症状の上肢の脱力，下肢の麻痺による歩行障害が生じる．軽症なら保存療法．運動障害や脊髄症状があれば外科療法
●結核	結核菌による感染症で，肺結核が最も多い．体力低下，栄養状態不良で発病しやすく，免疫能が低下した状態でも罹患しやすい．減少傾向にあるが，欧米の先進国と比べると発病者は著しく多い．有効薬の多剤併用療法
●血小板減少性紫斑病	何らかの原因で血中を循環する血小板の減少をともなう紫斑病．血小板は止血作用をもつが，減少すると出血斑（青あざ）を生じる．特発性のものは自己免疫性疾患と考えられており，国指定難病である．内科的治療を行う
●結節性紅斑	皮下の脂肪細胞の炎症（脂肪織炎）により起こる．圧痛結節を引き起こし，一般に下腿前部に認められる．細菌，ウイルス，真菌などの感染アレルギー（免疫反応）が主な原因と考えられている．このほか，薬剤，内臓の悪性腫瘍，ベーチェット病，結核，サルコイドーシス，クローン病などによるものがある．対症療法ならびに原因に対する治療
●結節性動脈周囲炎	結節性多発動脈炎と顕微鏡的多発血管炎の2疾患をいう．中程度以下の太さの動脈の壁に炎症が起こる国指定の難病である．炎症はあらゆる臓器で起こるが，特に腎臓が侵されることが多い．高熱が長期間続き，体重が急激に減る．腎障害，神経炎などさまざまな症状を引き起こす．膠原病に対する治療を行う
●結膜炎	眼球結膜に細菌，ウイルスその他の病原微生物による感染，あるいはアレルギー性に引き起こされる炎症．はやり目といわれるアデノウイルスによる流行性角結膜炎が広く知られている．細菌性では，抗菌薬の点眼薬を使用
●原発性書字振戦	原因不明で，字を書くとき，あるいは書いている最中に手が震えて書けなくなる状態．不随意運動の一種．β（ベータ）遮断薬の投与が有効

●膠原病	全身の複数の臓器に炎症が起こり，臓器の機能障害をもたらす一連の疾患群の総称．病態の主座は結合組織と血管にあると考えられ，自己免疫疾患，リウマチ性疾患，結合組織疾患を包含している．病態の解明は完全ではないが，治療はステロイドホルモンや他の免疫抑制剤が中心
●後縦靱帯骨化症	脊柱管の前方部にある後縦靱帯が骨化する疾患で，脊髄や神経を圧迫し，上肢，下肢の知覚あるいは運動障害を引き起こす．中年以降の男性に多く発症する原因不明の難病．家族発生も少なくない．保存的あるいは外科的治療を行う
●甲状腺機能異常	甲状腺は個体の成長に欠かせないエネルギー産生やさまざまな代謝，循環系の調節を行う組織である．甲状腺刺激ホルモンの異常や甲状腺ホルモンの異常により，これらの機能が過剰になったり，機能が失われる
●甲状腺機能亢進症	バセドウ病という．びまん性甲状腺腫により甲状腺の機能が亢進した状態で，甲状腺に対する自己抗体を認める自己免疫性疾患である．遺伝的，環境的因子により起こるとされる．頻脈，眼球突出，基礎代謝の亢進が起こる．全甲状腺疾患の40%を占め，女性に多い．甲状腺腫，頻脈，眼球突出が主症状で，治療は薬物治療，摘出手術，放射線療法がある
●甲状腺機能低下症	体内組織に甲状腺ホルモンが作用できない状態．下垂体・視床下部や甲状腺に原因があるホルモンの合成・分泌の低下，甲状腺ホルモン不応症の場合である．無気力，易疲労感，眼瞼浮腫，寒けなどの症状．治療は甲状腺ホルモンの投与
●硬膜動静脈瘻	硬膜を主体とする動静脈瘻で，脳・脊髄の硬膜に生じる．頭部では海綿静脈洞，横静脈洞，上矢状洞が好発部位．成因は不明であるが，外傷や手術後に発生するものもある．近年では血管内手術を行う
●骨髄異形成症候群	骨髄機能の異常によって前白血病状態となり，造血障害を起こす症候群．むだな造血が起こり，形成される血球は形態も異常で寿命も短い．出血傾向のある場合，免疫抑制剤の投与や造血幹細胞移植が行われる
●コルサコフ症候群	ロシアの精神病理学者コルサコフによって命名された，脳の病変によって発生する健忘症状で，記憶障害と作話を主症状とする症候群．さまざまな原因により発症する．薬剤やビタミン欠乏，あるいは外傷や手術後にも起こる

さ～そ

●細菌性髄膜炎	髄液中に細菌が入り繁殖した状態で，高熱，頭痛，意識障害を生じる．化膿性髄膜炎と同義．原因としては，外傷や脳手術による直接感染，肺や心臓からの血行性感染，中耳炎や副鼻腔炎からの波及などがある．治療は，感受性のある抗菌薬投与
●三叉神経痛	三叉神経が脳幹へ入るところで血管により圧迫されて生じる電撃的な痛み．脳腫瘍や神経の歪みでも起こる．顔の片側に起こる非常に強い痛みで，食べる，しゃべる，洗顔，歯磨きが誘因となるなどいくつかの特徴を示す．痛みだけでしびれなどの症状はない．治療は開頭して，手術用顕微鏡下に血管を移動し神経の減圧を図る
●シェーグレン症候群	中年女性に好発する涙腺と唾液腺を標的とする臓器特異的自己免疫疾患．全身性の臓器病変をともなうこともある．関節リウマチ，全身性エリテマトーデス，強皮症，皮膚筋炎，混合性結合組織病などの膠原病に合併するものと，原発性シェーグレン症候群に分類される．ドライアイや口腔乾燥が起こるが，薬物による対症療法が主である

●子宮外妊娠	子宮外，卵管などで受精し，受精卵の成長により卵管などが破裂し，大出血を起こす．若い女性もしくは妊娠可能年齢で，生理消失があり，突然の腹痛と貧血が起こった場合，子宮外妊娠を考えて対処する
●子宮内膜症	本来，子宮内腔にしか存在しないはずの子宮内膜や子宮内膜様の組織が，子宮内腔以外の卵巣・ダグラス窩・S状結腸・直腸・仙骨子宮靱帯・腟・外陰部・膀胱・腹壁・臍などにできる疾患．エストロゲンに依存して発育し，出血を起こすこともある．生理痛と月経困難症が症状
●失神	意識を一時的に消失する発作で，血管緊張低下，起立性低血圧，頸動脈洞反射，排尿失神，不整脈，咳失神，低酸素，低血糖などの原因がある．過換気症候群やヒステリーが鑑別疾患として挙げられる．脳そのものの原因は少なく，全身の問題が脳に影響を及ぼして起こることが多い
●湿疹	皮膚に炎症を起こす疾患の総称．さまざまなものがある．鑑別診断として挙げられるかぶれは接触性皮膚炎といい，外部からの原因に対する反応である
●ジフテリア	ジフテリア菌を病原体とするジフテリア毒素によって起こる上気道の粘膜感染症．その他の部位の粘膜にも起こる．飛沫感染であり，発症するのは10％程度．その他は不顕性感染（感染しても症状が現れない）である．症状はのどの痛み，咳，筋力低下，激しい嘔吐であり，口腔内に白い偽膜形成が起こるのが特徴
●脂肪腫	脂肪細胞が増殖してできる比較的まれな良性腫瘍で，脳や脊髄にも発生する．皮下腫瘍として最も多く，脂肪の塊として軟らかい性質をもつ．大きくなれば摘出手術を行う
●ジャーミノーマ	多くは小児期に発症する．脳の松果体部，トルコ鞍上部，基底核にできる胚細胞性腫瘍の一つで，尿崩症，視力障害，下垂体機能低下，水頭症などの症状を呈する．血液検査と生検術で診断を確定し，治療は化学療法と放射線治療
●周期性好中球減少症	約21日周期で好中球が減少する遺伝性疾患．同時期に一致して発熱，全身倦怠感，口内炎，皮膚感染，上気道感染などを反復し，3～5日で回復する．好中球減少時には単球増加を認め，両者が相反した周期を示す特徴がある
●重症筋無力症	末梢神経と筋肉の接ぎ目において，神経伝達物質（アセチルコリン）の筋肉側の受容体が自己抗体により攻撃される自己免疫疾患．特に両側の眼瞼下垂，複視などの眼の症状を起こしやすいことが特徴．全身症状が現れる場合もあり，嚥下がうまくできなくなる場合もある．女性に多く，人口10万人当たり，12人程度の発症率．薬物治療
●十二指腸潰瘍	☞「胃・十二指腸潰瘍」
●手根管症候群	正中神経が手首（手関節）にある手根管というトンネル内で圧迫された状態．手指の痛みと運動の障害を生じる．多くは原因不明だが，手首をよく動かす人に起きるといわれる．薬物療法あるいは外科治療を行う
●上顎洞炎	副鼻腔である上顎洞の炎症．上気道炎や風邪，歯周病などに続発して起きることが多い
●消化性潰瘍	主に胃酸が要因となって生じる潰瘍．胃，十二指腸，食道に起きる．ピロリ菌感染の関与も示唆されている．上腹部痛，黒色便などの症状がある．薬物治療が主であるが，緊急時には手術もある
●掌蹠膿疱症	膿が溜まった膿疱と呼ばれる皮疹が手のひらや足の裏に数多くみられる疾患で，かゆみを伴って小さな水ぶくれが生じ，しだいに膿疱に変化する．その後かさぶたとなり，角層がはげ落ちる．また，鎖骨や胸の中央（胸肋鎖関節症）やその他の関節が痛くなることがある．金属アレルギーの場合もあるといわれ，原因の除去や薬剤による対症療法を行う
●上腸間膜動脈閉塞	消化管へ血液を供給する3本の動脈の1本である上腸間膜動脈が詰まって起こる．血栓性と塞栓性があり，突然の激しい腹痛で発症し，早期に治療しないと腸管壊死となり，危険な状態となる．外科治療を行う

●食中毒	病原微生物や有害な化学物質などを含む飲食物を経口摂取し，菌の増殖や菌の毒素，あるいは化学物質の毒素により下痢や嘔吐，発熱などを起こす疾病(中毒)の総称．細菌性やウイルス性のものが多く，病原微生物としては腸管出血性大腸菌，細菌性赤痢，サルモネラ，腸炎ビブリオなどがある
●食道がん	食道にできる上皮性のがんが多く(95% 以上)，腺がんは少ない．危険因子として，アルコール，たばこ，慢性刺激が挙げられ，男性に多い．初期には無症状であるが，進行すると通過障害が起こる．切除術，放射線療法，化学療法を行う
●食道静脈瘤破裂	肝臓への門脈内圧が上昇して食道の粘膜下層の静脈が太くなり，破裂する．肝硬変や慢性肝炎，あるいは門脈や肝静脈の狭窄・閉鎖が原因で起こる．破裂すると吐血や下血が起こる．肝硬変の死亡原因の主要なものの一つで，出血しているときは緊急にバルーン圧迫治療，落ち着いているときは内視鏡治療を行う
●食道裂孔ヘルニア	食道が通る穴が食道裂孔で，この穴を通って腹腔内にあるべき胃の一部が胸腔側へ脱出している状態をいう．加齢や腹圧の上昇が引き金になって生じ，胸やけ，胸痛，つかえ感など逆流性食道炎と同じ症状が現れる．外科治療を行う
●徐脈性不整脈	脈拍が少なくなる不整脈で，安静時や軽い労作でも，めまいや息切れを起こすことがある．失神，過度の疲労感，息切れなどがある場合，ペースメーカを植え込む
●腎盂腎炎	腎盂(腎臓内の尿のたまるところ)内で細菌が繁殖し腎臓にまで炎症が及んだものをいう．尿道の出口から侵入した細菌が尿の通り道をさかのぼり腎盂に達して起こる．高熱，片側の腰の痛み，膀胱炎の症状が現れる．治療は抗菌薬の投与
●心筋梗塞	冠動脈の血行が途絶し，その領域の心筋が壊死に陥る病態．症状は，胸部に激烈な痛みを生じ，持続時間が長いことが特徴．緊急に再灌流療法を行う．致命率は高いが，治療できた場合は救命率90% 以上である
●心筋症	狭心症や心筋梗塞などを発症し，心臓への血流の悪化が原因となる虚血性心筋症とまだ原因が完全に解明されていない特発性心筋疾患の総称．特発性心筋症には心筋が薄く拡大する拡張型心筋症，心筋が厚くなる肥大型心筋症，心筋が硬くなる拘束型心筋症がある．不整脈や心不全を引き起こす
●真菌性髄膜炎	カビが髄液中で繁殖して髄膜炎となったもの．脳外傷や手術後に起こることが多いが，原因不明のこともある．後者では，微熱と頭痛が続き診断が難しいが，不明熱の場合，検索すべき疾患のうちの一つである．抗真菌薬の静脈内あるいは髄液内投与で治療する
●神経性食思不振症	思春期の女子に好発する，極度の拒食と高度の痩せとを主徴とする疾患．痩せることを強く望み，脂肪が付いていることを恐れるあまり食事を 極端に制限し，ガリガリに痩せてしまう．精神・神経科治療を要する
●神経痛性筋萎縮症	神経痛性筋萎縮症(急性腕神経叢炎)は主に男性，典型的には若年成人に起こりやすい．原因は不明だが，ウイルス性または自己免疫性の炎症が疑われている．鎖骨上部から肩の激痛，筋力低下，反射低下などがあり，上腕神経叢の分布域に軽微な感覚異常をともなう．通常，痛みが鎮まるにつれて筋力低下および反射低下が生じ，その後数か月の間に筋肉萎縮を生じるのが典型的である
●神経変性疾患	脳や脊髄にある神経細胞の中で，ある特定の神経細胞群が徐々に障害を受け脱落してしまう疾患で，原因は不明．パーキンソン病，脊髄小脳変性症，アルツハイマー病，筋萎縮性側索硬化症などが含まれる．根本的な治療法はまだない
●進行性球麻痺	話しにくさ，物の飲み込みにくさが徐々に進行し，舌がやせて萎縮する脳幹の変性疾患．手，足の痩せ，筋力低下などが続く．筋萎縮性側索硬化症の一つのタイプと考えられており，原因不明で根本的治療法はまだない
●腎梗塞	血栓あるいは塞栓により腎臓の動脈が閉塞して腎臓が壊死する疾患．突然の腰痛や腹痛に続き尿量の低下が起こる．抗凝固薬で塞栓融解など，循環改善を図る
●腎糸球体腎炎	主に免疫学的機序で糸球体に生じた炎症性病変により引き起こされる腎疾患の総称．原因不明のものから自己免疫異常，薬剤などが原因で起こるものまである．タンパク尿，全身浮腫，高血圧などの症状．食事療法と降圧薬などの薬物療法．小児では感染症後の急性のものが多く，完治しやすい．高齢者では慢性が多く，透析になるケースが多い

199

- **尋常性乾癬**
鱗屑をともなった紅斑，丘疹が長期間，年単位で繰り返す原因不明の慢性炎症性角化症．境界明瞭な丘疹や紅斑が全身に認められる．根本的治療法はない．外用療法，紫外線療法，内服療法

- **腎臓腫瘍**
腎臓にできる腫瘍．がんは悪性腫瘍で，80％は腎細胞がんである．治療は摘出術

- **心不全**
さまざまな原因により心臓のポンプ機能が破たんして起こる心臓疾患の終末像．各組織に必要な血液を送れなくなり，肺や静脈系に血液うっ滞が起こる．血圧低下，肺水腫，下腿浮腫，肝腫大，食欲不振が起こる．薬物治療

- **心房細動**
心房筋が不規則に細かく震える状態をいい，心拍は房室結節の伝導性により変化するため不規則となる．心房内に塞栓子が溜まりやすい．さまざまな塞栓症の原因となる．心電図で診断する．抗不整脈薬および抗凝固薬の服用，電気的除細動，カテーテルアブレーションを行う

- **蕁麻疹**
皮膚肥満細胞が特異的あるいは非特異的に遊離する，ヒスタミンなどにより起こる一過性の真皮上層の血管拡張と，血管透過性による膨疹反応．強いかゆみと境界明瞭な発赤隆起が特徴．原因の除去と抗ヒスタミン薬の投与

- **膵炎**
膵炎には，急性膵炎，慢性膵炎，自己免疫性膵炎がある．膵臓の消化酵素が異所性に活性化されると急性膵炎となり，慢性膵炎では膵臓に線維化や肉芽組織などの慢性変化を生じ，膵内外分泌機能の低下をともなうようになる．急性膵炎では腹痛，背部痛，発熱，悪心・嘔吐，食欲不振などが起こり，慢性膵炎では糖尿病や消化吸収不全に陥る．前者では，絶食＋輸液，後者では対症療法が中心

- **睡眠時無呼吸症候群**
眠っている時に数秒〜数十秒呼吸が止まり，息苦しくなって目覚める疾患．肥満の中年から高齢者に起こりやすく，上気道の周囲組織が肥厚して，睡眠とともに吸気時に気道を閉塞する．真上を向いて眠るときに起きやすい．睡眠不足になる．診断と対策が必要．CPAPという器具を使う方法があり，また横を向いて眠るなども効果がある

- **頭痛**
頭痛は主として，骨の中に原因がある場合と骨の外に原因がある場合に分かれ，前者には生命に直結するものがあるが，後者はつらいものの危険なものは少ない．大部分は後者であるが，治療前には前者を否定しておくことが必要である．後者には，血管性頭痛の片頭痛，緊張型頭痛，発作性片側性頭痛，群発頭痛などがある．前者には，脳腫瘍，出血，感染症などがある

- **スティーブンス・ジョンソン症候群**
薬剤による副作用の中でも，アナフィラキシーに次いで重篤な皮膚疾患．皮膚に紅斑，水疱，びらんが生じ，高熱をともなう．薬剤のほかに，化学物質やウイルス性感染症などによっても起こる．原因が見つからないこともあるが，抗てんかん薬は因果関係が明らかな場合が多い．皮膚・粘膜のほかに眼に影響が及ぶと失明の可能性があり，早期の適切な治療が必要である

- **スポーツ障害（野球およびテニス肘）**
骨に付着する腱と骨の接着部分に炎症を発する障害で，いわゆる使い過ぎが原因である．野球にしても，テニスにしても使い過ぎで故障を起こす．肘の痛みや腫れが生じる．安静やテーピングが良い．過剰に使わないこと

- **正常圧水頭症**
高齢者や頭蓋内の疾患に罹患した患者において，脳室が大きくなって歩行障害，認知障害，尿失禁が見られる疾患．原因不明の特発性と，くも膜下出血後などの続発性がある．前者の診断は容易ではないが，後者の診断は容易．治療は髄液のシャント手術

- **精巣捻転**
腹部と精巣をつなげる精索と呼ばれるひも状の部分がねじれ，精巣に出入りする血管と精液の通り道の精管がねじれて精巣に血液が流れていかなくなり，激しい痛みをともなう．放置すると精巣が壊死する．早期の手術治療

- **脊髄空洞症**
通常は脊髄の周囲に存在する髄液が脊髄の中に溜まって大きな空洞ができ，脊髄を内側から圧迫するまれな疾患．上衣腫などの脊髄腫瘍，炎症，キアリ奇形(小脳および延髄・脊髄部の先天奇形)が原因となる．原因不明のものもある．手足のしびれや運動障害を起こす．温痛覚の低下が特徴的．20歳代から30歳代で発症する．治療は嚢胞と髄液腔(くも膜下腔)をつなげるシャント手術．水頭症をともなうとき，脳室腹腔吻合術が効果的．長期に続いた症状は治りにくい

●脊髄腫瘍	脊髄およびその周りに発生する腫瘍. 脊髄内では, 上衣腫, 星状神経膠腫, 神経膠芽腫が主で, 髄外硬膜内には, 良性の神経鞘腫, 髄膜腫, 脂肪腫が見られる. その他, 血管腫, 転移性腫瘍などがある. 治療は摘出手術
●脊髄小脳変性症	運動失調を主な症状とする神経疾患の総称. 小脳および脳幹から脊髄にかけての神経細胞が徐々に破壊され, 消失していく疾患. 年, 人口10万人に5〜10人発症. 罹病者数は現在約2万人. 遺伝性が30%といわれる. 進行は緩徐であるが, 中年以降に発症し, いくつかのタイプがある. 難病の一つで特定疾患である
●咳喘息	慢性咳嗽の代表的原因疾患で, 基本病態はアトピー素因とそれに基づく好酸球性気道炎症である. 気道の過敏性が亢進している状態で, 喫煙や種々の誘因が引き金になって気道平滑筋のわずかな収縮により気道壁表層の咳受容体が刺激され咳が発生する. 吸入ステロイドを中心とした抗炎症薬を用いる. 成人では約3割で典型的喘息に移行するといわれる
●接触性皮膚炎	経皮的に侵入する異物を排除するときに生じる, 表皮を中心とする炎症性皮膚疾患. 原因物質に接触した皮膚に紅斑, 丘疹, 小水疱などの皮疹が生じる. 治療, 原因の除去とステロイドホルモン外用薬や抗ヒスタミン薬
●全身性エリテマトーデス	さまざまな自己抗体が産生されて標的細胞に結合したり, 免疫複合体が組織に沈着していろいろな病態を引き起こす全身性自己免疫疾患. 原因不明だが遺伝的要因があるといわれる. 女性の発症が9倍多い. わが国の患者数は約6万人. 発熱, 皮疹, 関節痛が主症状. 治療は副腎皮質ホルモンや免疫抑制剤の投与
●全身性強皮症	全身の皮膚が硬くなるほか, 内臓にも病変を発症する原因不明の慢性疾患. 古典的五大膠原病のひとつ. 全身におよぶ血管炎と認識するとその症状は理解しやすい. 30〜50歳代の女性が約12倍罹患しやすく, 患者数は2万人以上と推定される. レイノー症状 (寒冷刺激や精神的な理由で手指が乏血により蒼白となる現象) や皮膚の硬化, 逆流性食道炎, 腎臓の血管異常とその結果の高血圧などが起こる. 膠原病の治療
●前庭神経炎	片側内耳の前庭器官が急激に障害され, 突発的に回転性めまいが起こる疾患. 数日から1週間続く. 原因は不明であるがウイルス性感染症の関与が疑われている. 耳鳴り, 難聴はともなわない. 安静と薬物治療
●先天性尿道疾患	生まれつきの尿道の疾患で, 主なものは尿道下裂, 尿道狭窄, 尿道憩室, 水腎症, 巨大尿管症など. 手術的に形成する
●前立腺がん	前立腺から発生する腺がん. 遺伝的因子や環境因子が関与すると考えられている. PSAという前立腺特異抗原は腫瘍マーカーであり, 診断に有用である. 患者の年齢や合併症の有無により治療法を選択する. 経過観察, 前立腺全摘出, 外照射, 内照射, 内分泌治療, 化学療法など
●前立腺肥大	前立腺が肥大して下部尿路を閉塞するため下部尿路症状を呈する. 65歳以上の男性の3割に起こるとされる. 排尿困難, 残尿感, 夜間頻尿が主たる症状であり, 前立腺がんとの鑑別が重要. 治療は重症度に応じて, 経過観察, 薬物治療, 外科手術
●鼠径ヘルニア	鼠径部の皮下に腸管などが脱出するヘルニア. 別名「脱腸」. 外鼠径, 内鼠径, 大腿ヘルニアがある. 成人でも加齢とともに起こり, 男性に多い. 小児では先天性. 押しても戻らない場合, 腸管の壊死が起こることがある (嵌頓ヘルニア). 治療は外科的な修復

た～と

●大後頭神経痛
首の後ろから後頭部を走る2本の知覚神経で，ときに頭痛を引き起こす．首と頭部の移行部に圧痛点があることで診断できる．三叉神経とともに大後頭神経三叉神経症候群(GOTS)という神経痛の原因ともなる．鎮痛薬とビタミン剤による対症療法．局所注射も有効

●帯状疱疹
免疫機能の低下によって発症する2度目の水痘といえる．水痘ウイルスの神経節細胞内での再活性化によって起こる．神経痛に続き，浮腫性紅斑，水疱ができる．神経支配により中心を超えることはない．治療は，発症72時間内に抗ウイルス薬の投与

●大腿ヘルニア
☞「鼠径ヘルニア」．中年以降の女性に見られる

●大腸がん
大腸粘膜上皮細胞から発生する．遺伝性に発生するものもある．男女ともに，全悪性腫瘍の中で2番目に多く，女性では死亡率第1位．近年，増加傾向にあるがん．早期には無症状，便潜血反応で発見される．進行すると腹痛，イレウスを呈する．進行具合によって，内視鏡治療，外科切除，化学療法，放射線療法などがある

●大腸憩室
☞「憩室炎」

●大腸憩室炎
☞「憩室炎」

●大動脈解離
大動脈内膜亀裂部から血液が内膜と外膜の間へ流入して血管解離を起こす．破裂か閉塞を引き起こす．外膜外へ血液が出ると，大動脈破裂となり致命的となる．動脈硬化性が最も多いが，その他いくつかの疾患で起こる．破裂以外に，大動脈から分岐する動脈の閉塞による心筋梗塞，脳梗塞，四肢虚血，腹部臓器虚血，脊髄梗塞などの症状が起こる．突然の激しい胸痛，臓器虚血症状，ショックなどが症状であり，早期診断と早期の外科治療が重要

●大動脈破裂
☞「大動脈解離」

●多汗症
交感神経が失調し，体温上昇とは関係なくエクリン腺より汗が過剰に放出される疾患．頭部・手・腋に多く見られる．緊張や不安などの精神的原因による発汗ではなく，身体機能の失調により引き起こされる病的な発汗である．原因は不明で，重症者は約80万人といわれる．有効な治療法はないが，種々試みられている

●多形滲出性紅斑
発熱や倦怠感に続いて四肢，特に手のひらや足の裏にできるやや盛り上がった多数の紅斑．紅斑どうしが地図状に癒合したり，紅斑の中央に水疱ができることもある．病原微生物，薬物，食物，内分泌異常，悪性腫瘍などに続発するアレルギー反応と考えられている．薬物外用療法

●多嚢胞性卵巣症候群
女性の排卵が阻害されて卵巣内に多数の卵胞が溜まり，月経異常や不妊を生じた病態．症状として，月経異常，男性化，不妊，肥満がある．治療は特効的なものはないが，患者に応じた種々の治療を行う

●多発筋炎
炎症性ミオパチーの一種で，日本全国で2万人程度の患者数が推定されている．男女比は1：3，中年発症が多いとされる．筋肉痛と筋力低下が主症状で，間質性肺炎，心臓病変，あるいは悪性腫瘍の合併が見られることがある．治療はステロイドホルモンや免疫抑制剤の投与

●多発性硬化症
自己免疫現象による中枢神経系内の脱髄性病変．若年成人に発症し，女性に多い．大部分が再発・寛解を繰り返す．文字どおり，時間的，空間的に多発する．急性期には副腎皮質ホルモンの投与．慢性期にはインターフェロン注射．対症療法も行われる．デビック病も含まれる

●多発性骨髄腫
血液悪性腫瘍の一つで，リンパ球のうち最も成熟したB細胞で，免疫グロブリンを産生する機能をもつ形質細胞が腫瘍性に増殖するもの．わが国では10万人あたり約3人の発症数で，高齢者に好発する．症状は，骨折，神経麻痺，腎機能障害によるむくみ，倦怠感，造血障害による貧血や息切れ，感染症，出血傾向などである．治療は，症状のある患者のみ，肝細胞移植を併用した化学療法．骨には放射線照射

●胆管がん
胆管にできるがん．肝臓内胆管，肝臓外胆管，乳頭部胆管，それぞれにできるものがあり，治療法は外科手術であるが，それぞれによって術式が異なる．食欲不振，全身倦怠感，腹痛，黄疸などが主な症状

●胆石症	胆嚢にコレステロール胆石，ビリルビンカルシウム石，その他の石が溜まり，胆汁うっ滞が生じ胆嚢炎の原因となる．症状や治療は「胆嚢炎」に同じ
●胆嚢炎	急性のものでは，90％以上が胆石による胆汁うっ滞が原因．その他腫瘍などによる．細菌感染により悪化する．発熱，悪寒戦慄，悪心・嘔吐，右季肋部痛が症状．鎮痛薬・抗菌薬の投与と胆嚢摘出
●チック	チックとは一種の癖のようなもので，心と体の成長・発達の過程で多くの子どもにみられる．これが固定・慢性化して激症化するとチック症と診断される．多くは成長とともに改善するが，原因は明らかではない．まれに成人期にも続くことがある
●腸管穿孔	腸に穴が開いた状態．原因としては潰瘍，腫瘍，虫垂炎，外傷，医原性などがあり，急性腹膜炎を生じる．急激な激しい広範囲な腹痛，高熱などの症状が現れる．外科治療を行う
●腸間膜動脈閉塞	☞「上腸間膜動脈閉塞」
●腸重積	回盲部で小腸が大腸の中に入り込んできて腸閉塞を発症する疾患．主に0〜2歳ぐらいの乳幼児に見られる．ウイルスが小腸内リンパ節を肥大させて発症するといわれる．啼泣，嘔吐，粘血便が見られる．早期診断と早期の注腸による整復が必要
●聴神経鞘腫	前庭蝸牛神経，特に前庭神経鞘から生じる良性腫瘍で，全脳腫瘍の約10％を占める．片側聴力低下，めまいの症状が現れる．片側聴力低下がある場合，画像検査が重要である．治療は摘出術，もしくはガンマナイフ治療
●腸閉塞	イレウスともいう．食べ物や消化液の流れが滞り，小腸や大腸で詰まった状態．お腹が張って痛くなり，吐き気を催し，嘔吐する．癒着やヘルニアで腸が捻れたり，外から圧迫されたり，がんにより通過障害が起こって発症する．治療は原因の治療．多くは内科的治療を行うが，絞扼性イレウスの場合は手術治療
●椎骨動脈解離	2本ある椎骨動脈の一方の内膜が破綻して内膜下に血流が入り込む疾患で，原因不明．筋層を越えて外膜から髄液内に出血すると，くも膜下出血となり，再出血が多く重篤である．外膜下あるいは筋層下に留まれば，同じ側の後頸部痛が生じ，ときに脳梗塞を発症する．延髄梗塞でワレンベルグ症候群が起こる．比較的若い成人に起こり，近年，増加傾向にある．片側の突然発症の頑固な強い後頸部痛が特徴である
●椎骨脳底動脈循環不全症	古典的な疾患概念で，椎骨脳底動脈系血液循環の一時的な減少が原因と想定される病態を総称している．めまいが主症状．機械的な動脈圧迫など原因がある場合もある．治療は対症療法と薬物療法
●痛風	血液中に尿酸が増え，尿酸結晶が関節に沈着して起こる，急性関節炎発作．高尿酸値であっても，発作出現は尿酸値と必ずしもパラレルではない．結節は，拇趾関節に起こりやすい．発作は激しい痛みを呈するが，尿路結石も起こりやすいとされる．薬物治療
●低髄圧症候群	脳脊髄液漏出症ともいわれる．髄液が漏出することにより，起立性頭痛，吐き気，耳鳴り，聴力低下などの低髄液圧の症状が生じる病態で，腰椎穿刺，頭部外傷，脳手術の後などのほか，原因不明（特発性）に起こる．合併症として慢性硬膜下血腫がある．近年，脊髄から漏れる病態がメディコリーガル（法医学的）な点も含め注目されている．2週間前後の安静と輸液療法で大多数は治癒するが，ブラッドパッチ（自己血の脊髄硬膜外注入）も行われる
●鉄欠乏性貧血	体内に鉄分が不足することにより，ヘモグロビンの産生が不十分となり起こる貧血．易疲労感，動悸，頭痛，耳鳴り，めまいなど．重篤でなければ食事指導や鉄剤投与
●てんかん（複雑部分発作）	複雑部分発作は部分てんかんの一種で，数十秒から1〜2分意識がなくなる発作で，終わるとまた意識を回復する．その間，うなったり，手をもそもそしたりするが自分では覚えていないし，倒れたりもしない．意思の疎通はとれない．脳波で診断し，抗てんかん薬の投与．全身けいれん発作は手足をバタバタし，意識なく，口から泡を吹く．こちらも抗てんかん薬の投与が必要

●電気性眼炎	電気性眼炎（雪眼炎）は俗に"ゆきめ"と呼ばれている，紫外線によって起こる表層角膜炎．角膜の日焼けで，角膜が直接かつ長時間紫外線に曝露された場合に起こる．症状は，激烈な眼痛，羞明，流涙．治療は，点眼麻酔薬や眼軟膏．予防は，サングラスなどの遮光眼鏡の使用
●天疱瘡	表皮細胞間接着分子を抗原とする自己抗体により皮膚に表皮内水疱を生じるもので，尋常性天疱瘡を代表とする自己免疫性水疱症の総称．成因は不明．中高年に好発する．わが国では，認定患者は4,500人程度．死亡率は10%以下．60%以上を占める尋常性天疱瘡では，口腔粘膜びらんと潰瘍，皮膚の弛緩性水疱が多発する．ステロイド薬の外用・内服投与．重症者には免疫抑制剤の投与
●頭蓋咽頭腫	胎生期の頭蓋咽頭管の遺残から発生する先天性腫瘍．小児脳腫瘍の約10%を占めるが，成人に生じることも稀ではない．全頭蓋内腫瘍の5%前後．大半はトルコ鞍部に発生し，ホルモン異常，視力・視野障害を起こす．治療は，摘出手術．全摘出できれば治癒するが，周囲に下垂体や視神経，視床下部があり，合併症を併発させずにこれを行うにはかなりの技術を要する
●統合失調症	思考，感情，行動を統合する能力が障害された精神疾患．原因不明であるが，性格的要因や環境因子もあると考えられている．人口1万人に年間1〜2人の発症率といわれる．妄想・幻覚などの陽性症状と不活発・無気力・意欲低下などの陰性症状がある．治療は，抗精神病薬による薬物療法
●洞性徐脈	心房由来の調律が正常でも心拍数が50拍／分以下の持続性徐脈をいう．洞不全症候群のⅠ型
●洞性頻脈	交感神経活性の亢進や迷走神経の活動低下により，安静時の心拍数が100拍／分以上になった状態．貧血や発熱，甲状腺機能亢進症など，他の疾患に続発して起こることもある．原因疾患の治療あるいは薬物治療
●糖尿病	膵臓から分泌されるインスリンの作用が不足するために，慢性的な血糖値の上昇と特有な代謝異常を引き起こす疾患．インスリンの絶対的不足で生じるのが1型で小児に多い．相対的不足で起こるのが2型である．高血糖，尿糖，口渇，多尿，頻尿，易疲労感，空腹感，体重減少などの症状を認める．食事療法や運動療法，薬物治療で良好な状態にコントロールする
●糖尿病性網膜症	糖尿病の3大合併症の一つ．糖代謝異常にともなう眼の網膜などに各種変化をきたし，視力低下を認め，わが国の後天性失明の第2位を占める．微小血管障害による糖尿病性神経障害・糖尿病性網膜症・糖尿病性腎症が3大合併症である．治療は，糖尿病のコントロールと対症療法（レーザー光凝固療法，硝子体切除術，薬物療法）
●頭部外傷後健忘	頭部外傷によって起こる健忘症で，外傷直前よりしばらく前のことを覚えていない逆行性健忘や，外傷後のことがしばらくの間インプットされない健忘がある．後者を外傷後健忘（前向性健忘）といい，インプットされていないことは思い出せないが，健忘自体は多く24時間以内に回復する
●洞不全症候群	加齢にともなって多くみられる，洞房結節の機能低下および洞房伝導の異常による徐脈を主徴とする症候群．多くは原因不明だが，心疾患をともなう場合もある．無症状から失神（アダムス・ストークス症候群），息切れ，易疲労感がある．薬剤か人工ペースメーカの設置．Ⅰ型からⅢ型がある
●突発性難聴	突然，めまいとともに片側の耳に難聴が起こる疾患で原因不明．メニエール病や聴神経鞘腫と鑑別し，副腎皮質ホルモンと循環改善薬による早期治療が重要．早期治療で治癒することが多い
●トロサ・ハント症候群	海綿静脈洞という目の奥の静脈プールで炎症が起き，発生した肉芽腫により，片側の眼の痛みや複視，眼瞼下垂を生じる．治療は副腎皮質ホルモンの投与．ただし，脳動脈瘤や硬膜動静脈瘻，脳腫瘍，片頭痛などを除外し，診断を確認することが必要．瞳孔不同は出にくいといわれる
●呑気症	一種の癖のようなものが多いが，その他ちょっとした原因により，異常に空気を呑み込んで，ゲップがでたり，お腹が張っておならが出たりするのが症状である．原因を除去する

な〜の

●内頸動脈瘤
内頸動脈にできる動脈瘤．後交通動脈分岐部にできるものでは，急速な増大時に近くを走る動眼神経を圧迫し，眼瞼下垂，目の奥の痛み，複視の症状が起こることがある．これは破裂の警告症状である

●内分泌疾患
ホルモンは内分泌器官（下垂体，甲状腺，副甲状腺，副腎，性腺，膵など）でつくられ，主に血液を介して他の内臓の機能を調節する物質であるが，そのバランスが崩れるとさまざまな疾患を引き起こす．これを内分泌疾患といい，さまざまな原因による分泌過剰，分泌低下がある．腫瘍も原因となる

●尿管結石
☞「尿路結石」

●尿道炎
尿道に外部から大腸菌などの細菌が入り込んで起こる炎症であり，女性に生じやすい．膀胱炎も合併することが多い．排尿時の痛みと，排尿してもまた尿意を感じるなどの症状があり，放置すると尿道口から排膿を見る．症状と尿検査により診断が容易で，抗菌薬で治癒する

●尿毒症
慢性腎不全の末期や，急性腎不全で腎機能が極端に落ちたために，尿中に排泄されなければならない老廃物が，体の中にたまった状態をいう．食欲低下，吐き気・嘔吐，疲れやすい，だるい，思考力の低下，全身浮腫や，肺水腫，けいれん，高血圧などの症状が現れる．腎不全の治療，困難な時は血液透析

●尿崩症
抗利尿ホルモンのバゾプレッシンの合成または作用の障害により水保持機構が正常に働かず，多尿となる疾患．腎性と中枢性がある．中枢性では，家族性あるいは脳腫瘍手術後の血液への分泌低下，腎性では感受性の低下が原因である．中枢性ではバゾプレッシンの点鼻が有効．腎性では対症療法とサイアザイドなどの薬物療法

●尿路結石
腎盂から尿管，膀胱そして尿道に至る尿路を，シュウ酸あるいはリン酸カルシウムなどのカルシウム成分の石（結石），ときに尿酸の結石が腎盂から流出し尿路を塞ぐことで発症する．特に，尿管が詰まると激烈な痛みが腰から側腹部にかけて生じ，血尿も見られる．小さな結石では自然に排出するが，排出しない場合には体外から衝撃波を当てる破砕療法がある

●認知症
原因によって血管性認知症とアルツハイマー病に大別される．65歳以上の老年期認知症は4〜6％で見られ，半数はアルツハイマー病で，残りのほとんどが血管性とされる．パーキンソン病を合併するレビー小体型認知症も知られている．早期の診断が重要であり，アルツハイマー病では，アルツハイマー病治療薬を早くから用いる．血管性では，循環維持を目的として，梗塞予防を行う

●熱中症
炎天下で無理な運動をしたり，高齢者が水分補給をせずに暑い室内にいると，めまいや顔のほてりを感じ，頭痛や腹痛，気分不良，脱力，筋肉のけいれんなどに続いて意識はもうろう状態となることがある．汗が異常に出たり，まったく出なくなることもある．初期に対処しないと重篤な状態となるので，涼しいところに運び，体を冷やし水分の補給を行う．意識障害がある場合は迷わず救急車を呼ぶことが必要

●ネフローゼ症候群
さまざまな原因による，高度のタンパク尿，低タンパク血症，浮腫，脂質異常症を呈する病態．一次性と二次性（続発性）がある．顔面，下腿の浮腫が主症状．副腎皮質ホルモンを中心とした薬物療法

●脳幹脳炎
脳橋部や延髄などの脳幹部に起こる炎症で，必ずしもウイルスだけとは限らず，そのほかの原因による炎症も含む

●脳血管障害
脳の血管が原因で起こる疾患の総称．出血性のものと血管閉塞性のものに分かれる．脳出血，脳梗塞，くも膜下出血など

●脳出血
脳の血管が破綻し，脳内に出血すること．高血圧性が最も多いが，血管奇形や外傷，その他で起こる．好発部位は基底核と視床が多い．小さなものでは内科的治療．大きなものでは救命的に除去手術．また，原因の治療を行う

●脳腫瘍	頭蓋骨内にできる腫瘍の総称．頭蓋内原発のものと転移性腫瘍に分かれる．さまざまな腫瘍があるが，50% 以上は良性．遺伝性のものを除き成因は不明．近年，高齢者に増加傾向を示すのは，悪性リンパ腫であり，現在のところ治療が難しい．良性腫瘍は摘出．悪性腫瘍では摘出後に，放射線照射，化学療法，免疫療法などが行われる
●脳卒中	脳血管障害の中で，突然起こるものをいう．脳血管疾患のことで，血管から脳内への出血と，血管が詰まって脳が壊死する梗塞の2病態がある．突然発症するため，脳卒中と総称される．さまざまな疾患がある．具体的には各項目を参照されたい
●脳膿瘍	耳や副鼻腔などの周辺組織の感染症から直接，あるいは血行性に細菌や真菌が脳に感染して起こる．乳幼児では心奇形にともなうことが多い．発熱と，大きくなると局所症状が見られる．基本は感受性ある抗菌薬治療だが，大きなものでは，排膿や摘出術も行われる

は ～ ほ

●パーキンソン病	脳内ドパミン不足と相対的に過剰となったコリン作動性刺激(逆の作用をもつ神経伝達物質が活発になる)により運動機能の障害をきたすに至った神経変性疾患．主症状は，安静時振戦，筋硬直，無動状態，姿勢反射障害．ドパミン製剤の使用などの薬物療法．若年者には定位的手術による視床下核の持続的刺激を行う
●バージャー病	四肢主幹動脈に閉塞性の血管炎を起こす疾患で，特に下肢に好発．虚血症状により間欠性跛行や安静時疼痛，虚血性皮膚潰瘍，壊死を生じる．年間発症数は約1万人とされ，男女比は9：1と圧倒的に男性に多く中年発症が多い．発症に喫煙の関与が考えられており，歯周病菌の関与も指摘されている．治療は，禁煙と薬物療法(抗血小板薬や抗凝固薬，プロスタグランディンＥ1製剤)で，重症例ではバイパス手術．遺伝子療法や細胞移植療法も行われる．近年，バージャー病よりも閉塞性動脈硬化症が注目されている
●肺炎	病原菌やウイルス，その他の微生物が肺に侵入して起こる肺の急性感染症．すべての年齢層で罹り，死亡率はわが国の死因の第3位である．ワクチンの予防接種が推奨され，治療には抗菌薬が使用される
●肺がん	肺に発生する悪性腫瘍で，肺にできる腫瘍の約80% が原発性肺がん．主症状は咳，体重減少，呼吸困難，胸痛，血痰．治療は進行段階と全身状態に応じて行う．化学療法や摘出手術．特殊な遺伝子変異型が認められた場合，分子標的療法を行うと効果的
●肺気腫	閉塞性肺疾患の一つで肺胞壁の破壊的変化をともなう疾患．中年以降の男性に多く，喫煙との関係が深く，近年増加傾向にある．咳と痰が主症状．息切れ，喘鳴や呼吸困難が起こるようになると，ばち状指が見られる．慢性閉塞性肺疾患(COPD)と呼ばれ，喫煙との関連が注目される．治療は原因の除去と対症療法
●肺結核	ヒト型結核菌による肺の感染症．体力低下，栄養不良，免疫低下が契機となる．年，10万人に約18人の発病率．都市で高い．長期間続く咳，痰，寝汗，微熱，食欲低下，体重減少，背部痛などが症状．2週間以上続く咳は要注意．多剤併用の薬物治療．死亡率は下がったが，先進国に比べて発症数はまだ多い
●肺梗塞	肺塞栓症による．他部位で形成された血栓が肺動脈内に飛来し，動脈を閉塞して起こる．静脈血栓症が原因となることが多いが，遺伝的に血栓ができやすい疾患も原因となる．突然の呼吸困難，胸痛，湿疹発作，不安感，咳嗽などが起きる．診断は画像による．重症の場合は救命措置，抗凝固療法と血栓溶解療法を行う
●梅毒	スピロヘータの一種である梅毒トレポネーマによって発生する感染症．病期に応じた症状を呈する．侵入部位の硬結，局所のリンパ節腫大，全身リンパ節腫大，全身性発疹，潜伏期を経て，ゴム腫，さらに脳・脊髄症状を呈する．ペニシリンなどの抗菌薬投与．潜伏期以降の症状を見ることは稀になったが，最近，性病として再び増加傾向にある

●白血病	血液細胞が腫瘍化して生じた白血病細胞が，骨髄および血液中で過剰に増える血液のがん．急性と慢性があり，それぞれに骨髄性およびリンパ性がある．10万人に年間約6人が発症する．うち8割が急性である．急性では，貧血による息切れと倦怠感，発熱，出血症状が見られる．抗がん剤による化学療法を行う
●白癬	真菌の一種で皮膚糸状菌による皮膚感染症である．足の感染が最も多く，次いで，鼠径部，体幹であり，掻痒，びらん，紅斑を特徴とする．外用薬が中心で，爪白癬では内服薬を用いる
●バセドウ病	☞「甲状腺機能亢進症」
●皮下静脈瘤	皮下に生じた静脈瘤．☞「下肢静脈瘤」
●皮下膿瘍	細菌感染症で，毛根からの感染や外傷後に直接感染して起こり，皮下に膿が溜まったもので，周囲を膜によって隔絶されている．細菌の種類にもよるが，抗菌薬投与と切開排膿を行う
●脾臓梗塞	心房細動や心内膜炎などにより，血栓が脾臓へ行く動脈を詰まらせ，脾臓が壊死に陥った状態．左側の腹部に強烈な痛みが走る．それ以外の症状に乏しいので，早期診断が重要．全体の梗塞でなければ，抗凝固療法を行い，重症者では早期に外科治療を行う
●脾臓破裂	胸の左側や上腹部を打ったり，圧迫されたりすると生じる危険性がある．左上腹部の強い痛み，吐き気や嘔吐が症状．脾臓は血液の豊富な臓器で，損傷を受けると，出血性ショックで生命にかかわることが少なくない．輸血や輸液で経過を見るが，ショック状態の患者では，救急で開腹手術を行う
●皮膚筋炎	多発筋炎と同様，筋および皮膚に慢性炎症を生じるまれな自己免疫疾患．発症の原因は不明．小児および50歳以上の中高年者に多く，人口10万人に6人程度の有病率である．間質性肺炎が40~50%，内臓悪性腫瘍が7~30%に合併する
●平山病	若年性一側上肢筋萎縮症ともいわれる．多くは片側で，しだいに筋萎縮と手指の筋力低下が進行していく疾患．発症年齢は10歳代が多く，20歳程度で進行は止まることが多い．首を前屈させることによって脊髄が圧迫されて発症するとされる．若年の男性，筋萎縮・脱力が一側の上肢に限局し，他へ進展しないこと，これらが早期には進行するが，やがて止まることが特徴
●ヒルシュスプルング病	先天性巨大結腸症とも呼ばれ，粘膜下と筋層間に神経叢に分布する神経細胞が欠損している先天性の腸管無神経節症がその本態である．出生5,000人に1人の頻度でみられる．結腸の拡張による腹部膨満，嘔吐，便秘などが見られる．生後3か月以降の早期に外科治療を行う
●貧血	さまざまな原因により，血液中の赤血球が少ない状態を指す
●頻脈性不整脈	さまざまな原因により脈が速くなる不整脈で，1分間の脈拍が400回を超えることもあり，心臓がドキドキする，めまい，立ちくらみ，さらには失神，けいれんといった自覚症状が生じ，一部の頻脈では死に至ることも稀ではない．治療法として，薬物治療や植込み型除細動器 (ICD) による治療，外科手術など
●フィッシャー症候群	多くは風邪をひいたり下痢をしたりした後数日して，急に目が動かなくなり，体がふらついてうまく歩けないような症状が現れる．ギラン・バレー症候群の近縁疾患．原因は不明だが，自己免疫が関与しているとされる．軽い場合は保存的療法．通常，予後良好
●フィラリア感染症	フィラリアという糸状虫(線虫)の寄生による人畜共通感染症．蚊によって媒介され，リンパ系寄生性を示す．リンパ管を閉塞して腫脹し，陰嚢水腫やむくみ，ひいては象皮病を引き起こす．フィラリア駆除を行う
●ぶどう膜炎	目の中に炎症を起こす疾患の総称．その原因は失明に至る重症なものもあり，さまざま．霧視や飛蚊症と羞明感，その他視力低下，眼痛，充血などの症状がみられる．サルコイドーシス，原田病，ベーチェット病のほか，強膜炎も含む免疫異常や感染，悪性リンパ腫などが原因となって起こる．原因不明も30%程度見られる．点眼など眼科的な薬物治療が主となる

●不明熱	熱の原因を探しても症状が明らかではなく特定できない場合，一定の定義に基づき，便宜的に不明熱という．不明熱の原因となる疾患は多岐にわたるが，感染症，膠原病，悪性腫瘍の3つが代表的であり，それ以外に，アレルギー，薬剤熱，詐熱など多数の疾患がある．感染症が最も多い
●粉瘤	新陳代謝によって表皮から剥がれ落ちる垢などの老廃物が，皮膚真皮内部に溜まることによってできる良性の嚢胞性病変の総称．良性で，全摘出で治癒する
●ベーチェット病	口腔粘膜のアフタ性(粘膜上皮が欠損したクレーター状の)潰瘍，外陰部潰瘍，皮膚症状，眼症状の4つの症状を主症状とする原因不明の，慢性再発性の全身性炎症性疾患．わが国の難病に指定されており，認定患者は2万人弱．重症度に応じて，副腎皮質ホルモンや免疫抑制剤などの薬物治療を行う
●ベル麻痺	脳腫瘍などの原因が明らかでない顔面神経の麻痺．すなわち，原因が特定できない場合にベル麻痺と呼ばれる．ウイルスなどの感染により神経の炎症が起こり発症するとされるが，不明．24時間で完成され，副腎皮質ホルモンで治療するとほとんどが回復する．「ラムゼイ・ハント症状群」とは区別する
●変形性腰椎症	腰椎の加齢変化により腰痛が起こる疾患．通常，椎間板の加齢とともに，椎間関節や靭帯組織などにも，変性と呼ばれる変化をきたし，その結果，筋肉組織を含め腰部の疼痛やだるさなどの局所症状をもたらす．消炎鎮痛薬や筋緊張弛緩薬などの投与と，筋肉への局所麻酔注射を行う
●片側顔面けいれん	主として脳血管，まれに脳腫瘍により顔面神経が脳幹からの出口の部分で圧迫され，顔半分がピクピクけいれんする疾患．接客業ではつらい疾患だが，ボツリヌス毒素の局所注射や開頭手術で治療できる
●便秘	通常，規則正しく1日1回の便通があるが，そうでなくなり，何日も便通がなくなり，腹部膨満により苦痛が生じた状態．環境上，規則正しい便通を図り，野菜や水分の補給を心がける．重症の場合には，薬物治療や浣腸を行う
●蜂窩織炎	周囲と隔絶されずに，皮下に広範囲に感染が及んだ状態で，皮下組織の融解・壊死を起こして進展する化膿性炎症．感染の状況は膿瘍よりも重大．安静と抗菌薬の投与
●膀胱炎	☞「尿道炎」
●膀胱脱	女性の膀胱と腟壁の間の支持組織が脆弱になって伸びることにより，膀胱が腟壁より飛び出てくる状態をいう．お産や加齢により起こりやすい．体操や器具で治療するが，難しいときは手術を行う
●房室ブロック	心臓の刺激伝導系の異常で，心房から心室に刺激が伝わらない，または刺激伝導が遅延する病態．心筋症，心筋炎などの心疾患によるものもある．無症状からめまい，立ちくらみ，失神，息切れ，易疲労感，心不全症状を呈する．心電図で診断し，原因に応じて治療する．ペースメーカの植え込み
●発作性上室性頻拍	突然に脈拍が速くなり(1分間に160〜220回程度)，突然に元に戻るのが特徴．頻脈発作が短い場合は，胸が「ドキドキする感じ」で，WPW症候群，甲状腺機能亢進症，その他の心臓病が原因で起こることがある．誘因には，不眠，過労，コーヒーやアルコールの飲み過ぎ，ストレスなどがある．発作中の心電図が診断には重要であるが，短時間で頻度が高くない場合には治療は必要ない
●ポリオ	急性灰白髄炎ともいう．ポリオウイルスによって発症するウイルス感染症．脊髄の灰白質が炎症を起こす．はじめの数日間は胃腸炎のような症状が現れるが，その後1%程度が，下肢に左右非対称性の弛緩性麻痺を呈する．予防接種として，わが国ではこれまで生ワクチンが使用されていたが，2012年に不活化ワクチンに切り替えられた
●本態性(家族性)振戦	振戦の中で最も多く，律動的に筋肉が収縮するために起こる規則的なふるえ．運動時に起こるのが，パーキンソン病の安静時のふるえと異なる．また，遺伝性のないものが本態性振戦で，遺伝性のものは家族性振戦と呼ぶ．家族性振戦は，初発年齢は10歳代が多く，35歳以降に2つ目のピークがある．本態性振戦のうち，老人性のものは成人期以降に発症する．β(ベータ)遮断薬が有効．重症者には外科的療法も行われる

ま～も

●慢性気管支炎　慢性的な気管支の炎症

●慢性硬膜下血腫　外傷後1～2か月経って発症する，内外の膜を持つ被包化血腫．血腫は固まっておらず，チョコレート状．現在では，その発症機序がほとんど明らかとなっている．頭部外傷後元気だった後，頭重感が生じ，歩行時ふらふらする症状が現れる．治療は，頭蓋骨に1個の穴を開けて血腫除去を行う

●慢性色素性紫斑　シャンバーグ病ともいう．点状の紫斑が主に両下肢に出現し，慢性化して褐色の色素斑をみるようになる皮膚の疾患．原因は明らかではなく，中年以降に好発する．皮膚に出血がみられるが，血液学的に異常はなく，内臓からの出血はなく，治療の必要性は特にない．長時間の立ち仕事でも起こる

●慢性腎不全　時間をかけて徐々に腎機能が悪化していく不可逆的な病態．腎臓からの水分や老廃物の排泄能が低下して個体の内部環境の恒常性が維持できなくなる．慢性に経過する腎疾患が原因となる．近年では，慢性腎臓病（CKD）といわれる．夜間多尿，貧血，倦怠感，高血圧となる．血圧コントロール，食事療法，症状に対する薬物療法．末期には血液透析，腎移植

●慢性疲労症候群　原因不明の強度の疲労が何か月も継続する疾患．病的疲労感以外に，微熱・咽頭痛・頸部リンパ節の腫脹・筋力低下，羞明・思考力の低下・関節障害・睡眠障害が併発する．治療は，漢方薬などの薬物療法と，精神科的アプローチを要する

●味覚障害　甘味，酸味，塩味，苦味，うま味の5つが基本味に位置づけられ，主に舌で感じられる．これらの味覚の障害で，原因として最も多いものは薬剤性味覚障害である．原因不明のものもある（特発性味覚障害）．心因性のものもある．末梢・中枢の神経障害，亜鉛不足，口腔乾燥症などの口腔疾患や全身疾患，放射線治療後などにより引き起こされる．治療は，原因の除去あるいはそれぞれの原因に対処

●水疱瘡（水痘）　水痘・帯状疱疹ウイルスにより発症．罹患年齢の多くは9歳以下．一生に1回の罹患といわれるが，抗体の有無により，免疫低下時や疲労時に，帯状疱疹というかたちで発病する可能性がある．丘疹，水疱，次いでかさぶたとなる．成人では妊婦を除き，抗ウイルス薬の投与．小児では対症療法．ただし，アスピリンは使用しない．かさぶたの治療は美容上重要

●無菌性骨壊死　膠原病のエリテマトーデスの合併症で多く見られる傾向がある．その他，多発性筋炎や皮膚筋炎，関節リウマチなどの合併症でもある．なんらかの理由で，骨への血流と栄養が途絶えて起こるとされる．大腿骨に多い．ステロイドの副作用が原因と考える見方がある．治療は，原因の除去，保存療法，理学療法，手術など

●むずむず脚症候群　米国では，エクボン症候群．主に夕方から夜にかけて，安静時，脚に不快な感覚が現れ，脚を動かさずにはいられなくなる原因不明の疾患．寝ているときに起こりじっとしていられず不眠となる．日本人の3～4％の罹患率で，腰，背中から全身にも生じる．ドパミン製剤あるいはレグナイト®錠の投与

●メージュ症候群　両眼瞼が自分の意思とは関係なくこわばって開眼が維持できない状態．アセチルコリンなどの神経伝達物質の変化があると推定されているが，現在のところ原因は不明．片側顔面けいれんとは区別を要する．薬物治療．ボツリヌス毒素の注射

●メニエール病　回転性めまいと吐き気の発作を繰り返す疾患．発作は数分から数時間続く．女性に多く，30歳代から40歳代に起こり，機序は不明だが，内耳の内リンパ水腫により起こる．症状は，回転性めまい，耳鳴り，難聴，耳閉塞感．治療は，高浸透圧剤とステロイドホルモンの投与

●もやもや病　原因不明の両側性に脳底部血管が閉塞する疾患で，小児期と成人期に発症のピークがある．幼小児では脳虚血で，成人では虚血および出血で発症する．わが国では患者数は7,500人といわれるが，実際にはもう少し多いと考えられる．小児では，泣いたり，熱いものを食べると麻痺が起こるのが特徴．治療はバイパス手術

●モンドール病　乳房と前胸壁の浅静脈の血栓性静脈炎であり，中年女性にみられ，皮膚の索状物として触れることができる．治療を必要としないことが多い

や～よ，ら～ろ

●薬剤性内耳障害
薬剤の副作用により発生した難聴．抗菌薬のストレプトマイシン，カナマイシン，ゲンタマイシンなど，利尿薬のフロセミド，抗がん剤のシスプラチンが挙げられる．内耳感覚細胞の障害による．耳鳴り，難聴の兆候があれば，薬剤を中止する

●薬剤の副作用
薬は薬効によって有用なものとなるが，基本的には異物であり，毒物でもあり，両刃の剣である．通常は，発疹や発熱が主症状であるが，最も重症なのはアナフィラキシーショックとスティーブンス・ジョンソン症候群（最も重篤な全身の薬疹）である．したがって，つねに副作用を考えておく必要がある

●溶血性貧血
赤血球が溶血し壊れて起こるもので，赤血球の先天異常によるものと後天的要因によるものがある

●腰椎椎間板ヘルニア
腰椎と腰椎の間にある椎間板の一部が正常の椎間腔を越えて突出した状態．第4腰椎から第1仙椎に多い．症状として，神経根圧迫により突出した側の下肢痛およびしびれが生じる．重症になると，運動障害，排尿障害，間歇性跛行が生じる．この場合には，ヘルニア除去手術を行う

●腰部脊柱管狭窄症
加齢にともない，脊髄と脊髄神経を入れてある腰の背骨が狭まって，症状が現れる疾患．歩行中足がしびれて動けなくなり，休むと回復する間欠性跛行が特徴．また，会陰部の感覚異常も見られる．初めは薬剤療法を試み，下肢麻痺や排尿障害が出れば，手術を行う

●ラムゼイ・ハント症候群（耳の帯状疱疹性顔面神経麻痺）
水痘・帯状疱疹ウイルスにより水疱が耳介・外耳道に生じ，顔面神経麻痺，難聴やめまいをともなう疾患．三叉神経の痛みが残ることがある．抗ウイルス薬と副腎皮質ホルモンの投与．後遺症としての三叉神経痛にはテグレトール®の内服

●卵管炎
卵管の炎症で，細菌感染が多い．なかでもクラミジア感染によるものが増えている．無症状で多少下り物が多くなる程度のことが多く，不妊や子宮外妊娠の原因となる．抗菌薬などの原因菌に対する薬物治療

●卵巣嚢腫茎捻転
卵巣嚢腫ができると，子宮とつながっている部分で捻れやすくなるが，この捻れた状態をいう．症状は，下腹部の激痛．かつては捻転した卵巣の摘出が行われていたが，最近では捻れを元に戻す整復も行われる

●リウマチ性多発筋痛症
65歳以上の高齢者で，他に原因のない肩，腰周囲の筋肉痛を起こす疾患．痛くて寝返りができないなどの症状がある．リウマチ因子は陰性だが，C反応タンパクは増加．関節リウマチ患者の10分の1以下と考えられている．低用量副腎皮質ホルモンが有効

●良性発作性頭位めまい症
寝返りをうったり，寝ていて急に上半身を起こしたり，急に頭を動かしたときに，急激に回転性の激しいめまいが起こる疾患．前庭器官の耳石の遊離が原因と考えられている．吐き気はあるが，耳鳴りや難聴は起こらない．対症療法

●緑内障
一般的に眼圧が高くなる疾患で，失明の原因の第1．40歳以上の5％の人が罹患しているといわれる．見えない部分が出現する，あるいは見える範囲が狭くなる症状が最も一般的．緑内障発作が起きることもある．治療は薬物治療からレーザー治療，さらには手術がある

●リンパ球性下垂体炎
下垂体に原因不明のリンパ球浸潤が見られるまれな疾患．頭痛，視野障害，乳汁分泌などの下垂体腫瘍に類似の症候と疲労感，無月経などの下垂体機能低下症に類似の症候が見られる．後葉障害では，尿崩症が見られる．下垂体の腫大が認められるが，腫瘍ではなく炎症．自己免疫機序が推定されている．正確な診断が重要で，ホルモン補充療法が必要

●リンパ節腫大
さまざまな疾患（炎症から腫瘍まで）により，全身にあるリンパ節が腫大した状態．その原因を正しくつかむことが重要

●肋間神経痛
肋骨に沿って走る神経が何らかの原因で痛む症状．帯状疱疹で起こることもある．骨粗鬆症による骨折やがんの転移でも起こる．原因不明の場合も多い．狭心症など他の疾患との鑑別も含めて原疾患の診断が重要．鎮痛薬や局所麻酔薬の注射

●ロコモティブシンドローム
運動器の障害によって移動機能が低下した状態をいい，加齢によるバランス能力の低下，筋力の低下（サルコペニア），そして関節可動域の制限によって起こる．日常生活動作の低下や制限を見る

■著者略歴■

大野 喜久郎（おおの・きくお）

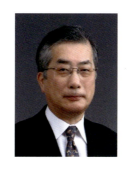

1971年　東京医科歯科大学医学部医学科 卒業
1976年　米国国立衛生研究所（National Institutes of Health：NIH）留学
1980年　山梨県富士吉田市立病院 脳神経外科 部長
2000年　東京医科歯科大学大学院 医歯学総合研究科 脳神経機能外科学分野 教授
2006年　東京医科歯科大学 医学部長・大学院 医歯学総合研究科長
2008年　東京医科歯科大学 副学長・医学部長
2011年　東京医科歯科大学 理事・副学長
2012年　東京医科歯科大学 名誉教授
2014年　医療法人社団 湖歩会 ゆしまクリニック院長　現在に至る

＜専門領域＞
頭痛外来（片頭痛，緊張性頭痛，その他）
脳神経外科疾患全般（脳腫瘍，くも膜下出血，脳卒中全般，てんかん，三叉神経痛）
その他脳神経関連疾患

＜主な著書＞
1. 平塚秀雄，岡田康子，露無松平，大野喜久郎，後藤昭子（編著）．脳神経外科．看護必携シリーズ8．東京：学習研究社，1992．
2. 平塚秀雄，大野喜久郎，岡田治大．よくわかる脳神経外科学．東京：金原出版，1996．
3. 大野喜久郎．微小血管減圧術入門．三叉神経痛と片側顔面けいれんの手術．東京：金原出版，2011．
4. 大野喜久郎．迷宮の惑星．東京：暮しの手帖社，2015．（私家版）

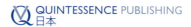

歯科医師なら知っておきたい81のからだの症状
―この症状はどんな病気？―

2017年2月10日　第1版第1刷発行

著　　者　大野喜久郎

発　行　人　北峯康充

発　行　所　クインテッセンス出版株式会社
　　　　　　東京都文京区本郷3丁目2番6号　〒113-0033
　　　　　　クイントハウスビル　電話(03)5842-2270(代表)
　　　　　　　　　　　　　　　　　　(03)5842-2272(営業部)
　　　　　　　　　　　　　　　　　　(03)5842-2279(編集部)
　　　　　　web page address　http://www.quint-j.co.jp/

印刷・製本　サン美術印刷株式会社

Ⓒ2017　クインテッセンス出版株式会社　　　　　　　　禁無断転載・複写
Printed in Japan　　　　　　　　　　　　　　落丁本・乱丁本はお取り替えします
ISBN978-4-7812-0539-7　C3047　　　　　　　定価はカバーに表示してあります